DOCTEUR GRASSET
Associé national de l'Académie de Médecine
Professeur à la Faculté de Médecine de l'Université de Montpellier

LES HUMANITÉS ET LES MÉDECINS

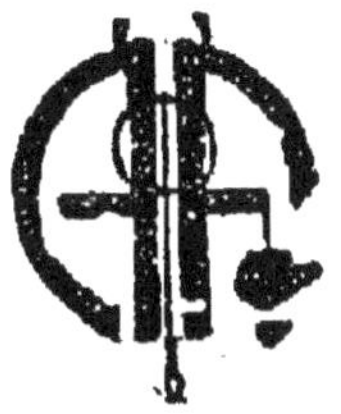

PARIS
ARTHÈME FAYARD, ÉDITEUR
18 et 20, Rue du Saint-Gothard

LES HUMANITÉS ET LES MÉDECINS

PAR LE DOCTEUR GRASSET

Associé national de l'Académie de Médecine

Professeur à la Faculté de médecine de l'Université de Montpellier

CHAPITRE PREMIER

Les Humanités. — L'éducation utilitaire et l'éducation inutilitaire

I

Comment se pose la question. — Les conditions actuelles d'accès aux études médicales

La question, dont la *Ligue pour la Culture française* a bien voulu me confier l'étude, se pose en termes fort simples et qu'il est facile d'exposer.

Avant 1902, les aspirants au doctorat en médecine devaient produire, pour prendre la première inscription « soit *le diplôme de bachelier de l'enseignement secondaire classique* (*lettres-philosophie*) et le certificat d'études physiques, chimiques et naturelles, soit, avec la dispense du baccalauréat (lettres-philosophie), les quatre certificats d'études supérieures ci-après désignés, délivrés par une faculté des sciences : physique, chimie, botanique, zoologie ou physiologie générale ou embryologie générale » (article premier du Décret du 24 juillet 1899 relatif aux conditions à remplir pour obtenir le diplôme de docteur en médecine).

Un Décret du 22 juillet 1902 remplace ainsi la partie soulignée plus haut : « le baccalauréat de l'enseignement secondaire, institué par le décret du 31 mai 1902, est admis, *quelle que soit la mention inscrite sur le diplôme*, pour l'inscription dans les Facultés et Ecoles d'enseignement en vue des grades conférés par l'Etat », par conséquent pour l'inscription dans les Facultés et Ecoles pour l'obtention du diplôme de docteur en médecine.

Depuis cette époque, rien n'a modifié cette disposition et rien n'est annoncé comme devant la modifier dans le Décret du 29 novembre 1911, portant réorganisation des études médicales, qui, d'après l'arrêté ministériel du 30 novembre, doit être appliqué à partir du 1er novembre 1913 et aux aspirants au doctorat en médecine, qui s'inscriront, à partir de l'année scolaire 1912-1913, en vue du certificat d'études physiques, chimiques et naturelles (P C N).

Donc, les futurs médecins n'ont et n'auront besoin pour commencer leurs études que d'une forme quelconque de baccalauréat. Toutes les mentions inscrites sur le diplôme de bachelier sont déclarées égales pour l'éducation scolaire prémédicale et suffisent à ouvrir les portes des facultés de médecine.

Or, voici comment est organisé ce baccalauréat de l'enseignement secondaire (décret du 31 mai 1902).

Les épreuves sont divisées en deux parties : 1° les candidats à la première partie peuvent choisir, au moment de leur inscription, entre quatre séries d'épreuves : A. latin-grec ; B. latin-langues vivantes ; C. latin-sciences; D. sciences-langues vivantes ; 2° les candidats à la seconde partie peuvent choisir, au moment de leur inscription, entre deux séries d'épreuves : A. philosophie ; B. mathématiques.

Donc, on peut, très régulièrement, avoir son diplôme de bachelier en subissant avec succès les épreuves D (sciences-langues vivantes) de la première partie et les épreuves B (mathématiques) de la seconde partie. Ce baccalauréat (série scientifique), *sans grec*, *sans latin* et *sans philosophie* permet l'accès dans les facultés de médecine au même titre que le baccalauréat (série littéraire) qui comprend l'une des séries latin-grec, latin-langues vivantes ou latin-sciences et la série philosophie.

Non seulement les dispositions postérieures à 1902 n'ont pas amendé ce règlement ; mais on peut même dire que certaines l'ont aggravé.

Ainsi, j'ai dit plus haut que le baccalauréat peut être remplacé par *quatre certificats d'études supérieures délivrés par une faculté des sciences* (physique, chimie, botanique, zoologie ou physiologie générale ou embryologie générale.)

Or, un décret du 28 avril 1910 porte : (1)

Article premier. Sont admis pour l'inscription dans les facultés des sciences en vue des certificats d'études supérieures de sciences (licence) en équivalence du baccalauréat de l'enseignement secondaire : 1° le certificat d'aptitude à l'enseignement secondaire des jeunes filles (sciences) ; 2° le certificat d'aptitude au professorat des classes élémentaires de l'enseignement secondaire ; 3° le certificat d'aptitude au professorat dans les écoles normales et dans les écoles primaires supérieures (sciences) ; 4° le certificat d'études physiques, chimiques et naturelles avec 80 points (un nouveau décret

(1) Appell. Le baccalauréat et ses équivalences en vue de licence es-sciences. *Revue scientifique*. 30 mars 1912, p. 385.

du 16 juillet 1911 dit : avec 66 points) ; 5° le titre d'ancien élève d'une des Ecoles du gouvernement ci-après désignées (école polytechnique... école supérieure des postes et des télégraphes, 2e section ; institut agronomique) : 6° le grade de contrôleur des mines ; 7° le grade de conducteur des ponts et chaussées.

Voici une voie qui permet l'accès des facultés de médecine avec un bagage littéraire et philosophique encore plus rudimentaire. Dans les programmes des séries scientifiques du baccalauréat (D de la première partie, B de la seconde), il y a encore une composition française, il y a de l'histoire, de la géographie et un peu de philosophie. Mais aucune garantie de ces côtés n'est plus demandée quand on entre dans une faculté des sciences grâce à un des titres que je viens d'énumérer et qu'on y obtient les quatre certificats de licence suffisants pour aborder ensuite l'étude de la médecine.

Un autre Décret du 28 avril 1910 étend à l'ancien baccalauréat spécial ou moderne les prérogatives de la section D de la réforme de 1902 (1) : « Sont admis pour l'inscription dans les facultés et écoles d'enseignement supérieur, en vue des grades ou titres conférés par l'Etat, les diplômes de bachelier délivrés sous le régime antérieur au régime établi par le décret du 31 mai 1902 sur le baccalauréat de l'enseignement secondaire (baccalauréat es-sciences complet, baccalauréat de l'enseignement secondaire spécial, baccalauréat de l'enseignement secondaire classique, baccalauréat de l'enseignement secondaire moderne).

C'est ce décret qui a été l'occasion de tout le

(1) Laignel Lavastine. L'utilité des études classiques pour la carrière médicale. Conférence faite à la Société de l'internat des hôpitaux de Paris, le 30 novembre 1911. *Æsculape*. Janvier et février 1912, p. 21 et 25.

mouvement actuel en faveur de l'enseignement classique (1).

La question se pose donc actuellement en termes fort clairs : les règlements en vigueur permettent de faire les études médicales à un jeune homme qui n'a aucun diplôme attestant une éducation classique complète, littéraire et philosophique.

Cet état de choses est-il bon ? Est-il désirable, pour la meilleure formation des médecins et par conséquent pour le meilleur rendement social du corps médical, est-il désirable qu'on continue à ne pas exiger d'études littéraires et philosophiques sérieuses à l'entrée des facultés de médecine ?

Je crois pour ma part que non seulement le maintien de cette réglementation n'est pas désirable mais qu'encore elle constitue un *péril* véritable pour l'avenir de la médecine française et par suite un danger grave pour la Société française dont les intérêts sont si étroitement liés au rayonnement et à la valeur de la science médicale et de l'art médical.

La question est posée ainsi dans les termes mêmes des réglements en vigueur. J'ai tenu précisément à rappeler ces règlements afin de montrer l'étendue et la gravité du problème.

On voit en effet tout de suite, par la simple lecture et le rapprochement des textes des décrets, qu'il ne s'agit pas seulement de savoir si pour être un bon médecin il faut avoir appris le grec ou même le latin.

La question est de savoir si on n'a pas plus de chance de devenir un bon médecin quand on a fait des *humanités* que quand on ne les a pas faites ; et

(1) Le Conseil d'Etat vient d'annuler ces décrets du 28 avril 1910 parce que le Conseil supérieur de l'instruction publique n'avait pas été entendu. Voir AGATHON. *L'Opinion*, 22 juin 1912, p. 784.

encore est-il nécessaire de donner à ce mot « humanités » un sens plus étendu qu'on ne le fait généralement. C'est là un point sur lequel il me parait nécessaire d'insister.

II

Sens qu'il faut donner au mot humanités. — L'éducation utilitaire et l'éducation inutilitaire.

Quand je veux essayer de démontrer que, pour être un bon médecin, il vaut mieux avoir fait des humanités, je ne veux pas dire qu'un bon médecin doit être un *humaniste* au sens ancien du mot (1).

Lors de la *renaissance* des études grecques et latines, l'*humanisme* résumait toute la doctrine ; l'étude de l'antiquité classique était, comme on l'a dit, un « but ». C'est la période qui commence avec Pétrarque et finit avec Casaubon. A partir du XVIe siècle, cette étude n'a gardé ce caractère et cette importance que pour les « philologues », c'est-à-dire pour une catégorie particulière de savants spécialisés (latinistes, hellénistes et hébraïsants). En dehors de ces humanistes, les *humanités* sont restées comme « moyen » de haute culture générale, moyen d'éducation complète ; c'est l'étude de la littérature ancienne, de l'*âme ancienne*, si nécessaire à la compréhension de l'*âme moderne* et à l'étude des lettres en général.

Les classiques ajoutent : c'est cette partie de l'enseignement secondaire qui comprend toutes les

(1) *Nouveau Larousse illustré* et *Dictionnaire des dictionnaires* de Guérin.

classes, supérieures aux classes de grammaire, moins la philosophie (c'est-à-dire la troisième, la seconde et la rhétorique).

Dans l'Étude actuelle je ne limite pas ainsi les humanités et j'y comprends la philosophie, c'est-à-dire toutes les classes, supérieures aux classes de grammaire (troisième, seconde, première et philosophie).

Les termes des règlements cités plus haut m'obligent à poser la question sur ce terrain élargi. Cette extension du mot est d'ailleurs justifié à tous les points de vue.

La philosophie est le couronnement naturel des séries *littéraires* de la première partie du baccalauréat et on ne comprend guère la série D (sciences langues vivantes) de la première partie aboutissant à la série-philosophie de la seconde partie (1) : étu-

(1) Mon collègue, le professeur Foucault a bien voulu relever, à la faculté des lettres de Montpellier (où il enseigne la philosophie avec une haute distinction) la provenance des candidats à l'examen de philosophie pour les deux dernières sessions de baccalauréat.

A la session de juillet 1911, sur 178 candidats, 38 provenaient de la série A (latin grec), 81 de la série B (latin-langues), 22 de la série C (latin-sciences), soit 141 des séries avec latin ; — et 37 de la série D (langues-sciences).

A la session d'octobre, sur 87 candidats, 11 provenaient de la série A, 40 de la série B, 7 de la série C ; soit 58 des séries avec latin ; — et 19 de la série D (sans latin). — 10 étaient déjà pourvus du baccalauréat de mathématiques.

Au total, par conséquent, 199 provenaient des séries avec latin (A, B, C) et 65 de la série sans latin ; soit 75 pour 100 ou les trois quarts des jeunes gens qui se présentent à la seconde partie philosophie proviennent des séries avec latin.

Sur le même sujet, M. le Recteur Benoist veut bien m'écrire : « Oui, en fait, la série D conduit surtout à la seconde partie mathématiques du baccalauréat, quoiqu'il y ait des élèves de cette section, qui, ayant des aptitudes plutôt littéraires, entrent dans la classe de philosophie. Mais, en gros, ce que vous dites du bloc littéraire est juste. »

des littéraires anciennes et modernes (c'est-à-dire comprenant le grec ou au moins le latin) et philosophie ne forment qu'un seul bloc, auquel (pour abréger), je donne, dans ce livre, le nom d'humanités.

Il est donc bien entendu que, en étudiant la question de l'utilité des humanités pour la formation prémédicale, j'entends toujours étudier la question de l'utilité, pour cette formation, non seulement des études littéraires élevées mais encore des études philosophiques.

Ainsi comprise (et elle ne peut pas l'être autrement), la question ne se réduit donc plus à la question trop étroite du grec et du latin. Certes l'étude des langues mortes est un élément important de cette haute éducation littéraire classique qui s'oppose à l'éducation scientifique ; je ne chercherai pas à en diminuer l'importance dans la formation du futur médecin, mais ce n'est pas l'élément unique et exclusif.

C'est bien pour cela que la Ligue, sous le patronage de laquelle paraît ce petit livre, s'appelle « Ligue pour la Culture française » et non Ligue des « Amis du latin » ; montrant ainsi que si elle préconise, défend et veut répandre l'étude du latin, ce n'est pas comme *but* d'éducation et objet exclusif d'instruction, mais comme *moyen* de compléter la culture intellectuelle de l'enfant, gardant toujours comme objectif définitif et constant : *la formation de l'âme française.*

Si donc on ne peut pas symboliser dans le grec et le latin l'éducation que nous voulons opposer à l'éducation scientifique moderne, comment peut-on vraiment caractériser et spécifier les deux systèmes d'instruction dont il faut comparer et discuter la valeur éducative pour la formation des futurs médecins ?

On peut spécifier les deux systèmes d'éducation par leur caractère de plus ou moins grand *utilitarisme* : il faut voir les avantages et les inconvénients respectifs de l'éducation *utilitaire* et de l'éducation *inutilitaire* (on me pardonnera ce néologisme, qu'il me paraît malaisé d'éviter) (1).

J'ai bien le droit, ce me semble, d'appeler utilitaire une éducation dans laquelle on inculque à l'enfant des connaissances directement et immédiatement *utilisables*, tandis que j'appelle inutilitaire, l'éducation dans laquelle les connaissances acquises ne sont pas directement utilisables par elles-mêmes mais sont extrêmement *utiles* pour la formation ultérieure et la production définitive de l'individu.

Les partisans du premier système disent avec beaucoup de logique : de futurs médecins utiliseront immédiatement des connaissances complètes en sciences et en langues vivantes. Les partisans du second système disent au contraire avec non moins de logique : un jeune homme ne deviendra un bon médecin que s'il est préparé aux études médicales par une forte culture littéraire et philosophique antérieure.

En d'autres termes, l'éducation utilitaire est celle qui donne des connaissances *immédiatement et directement utilisables* ; l'éducation inutilitaire est celle qui donne des connaissances *non immédiatement et directement utilisables*. La question est de savoir quel est, de ces deux systèmes, celui qui est, en définitive, *le plus utile* au futur médecin.

(1) En Allemagne, on oppose les *humanistes*, « qui font de l'étude des langues classiques la base de l'enseignement » et les *réalistes*, « qui se livrent à l'industrie. » Je reparlerai plus loin des *Realschulen* (écoles réalistes).

III

La question n'est facilement soluble que si on la limite à un groupe bien défini d'individus comme les médecins

On sait combien la question, dont je viens de définir les termes, a préoccupé les esprits dans ces derniers temps ; on sait toutes les discussions auxquelles elle a donné lieu, dans la presse, dans les livres, à la tribune du parlement (1)... On sait malheureusement aussi qu'on n'est pas arrivé à des conclusions bien précises et bien pratiques et qu'en fait on n'a rien obtenu.

Malgré le talent considérable de tous ceux qui ont pris part au débat, tous ces efforts sont restés frappés de stérilité, parce que la solution est presque introuvable, tant qu'on reste dans la généralité du sujet.

En envisageant la question générale de l'enseignement secondaire en France, on trouvera facilement des arguments en faveur des doctrines les plus opposées.

Il est certain que, depuis les énormes et incessants progrès de la science, depuis la transformation des idées sociales, depuis l'invasion de l'esprit nouveau, on ne peut pas ne pas apporter des modifications aux méthodes anciennes d'instruction et d'éducation. Il est certain que la diffusion de l'instruction primaire fait surgir des intelligences qui ont droit à accéder aux situations les plus élevées de la société; il faut donc ouvrir à ces *primaires supérieurs* la porte de certaines carrières qui leur étaient interdites autre-

(1) Dans son Rapport sur le Budget de l'instruction publique M. Viviani s'en occupe sans traiter la question des rapports de la question avec les médecins (si j'en juge, du moins, par les extraits que j'ai lus).

fois. C'est là l'idée qui a inspiré — et justement — la création de l'enseignement dit moderne et qui a amené peu à peu à étendre de plus en plus les droits de ceux qui avaient reçu cet enseignement rapidement utilitaire.

Mais d'autre part tous les anciens arguments, accumulés par les siècles, montrant l'utilité grande, la nécessité même, de la haute culture classique dans beaucoup de cas persistent et ne reçoivent des événements qu'une nouvelle et incessante confirmation.

Alors les meilleurs esprits sont ballottés dans les deux sens et arrivent à des formules, généreuses, mais vagues, comme celles du Ministre de l'instruction publique, lors de la discussion sur l'enseignement secondaire au Sénat (1) : « La culture actuelle ne peut pas être celle d'il y a cent cinquante ans ; elle ne peut plus être purement littéraire ; il faut que la culture générale de l'honnête homme du xxe siècle soit littéraire pour qu'il garde le goût délicat qui est dans les traditions de notre esprit national ; mais il faut aussi, pour être complète, qu'elle soit scientifique, historique et sociale ». Et, « après une discussion qui a été une des plus brillantes qu'aient menées depuis longtemps nos assemblées délibérantes, le Sénat s'est arrêté à cette résolution : le Sénat, considérant qu'un des principaux objets de la réforme de 1902 a été de sauvegarder la culture grecolatine en la réservant à ceux qui sont le plus aptes à la recevoir et à en tirer parti, approuve..... »

Appréciant cette discussion et cette conclusion, Emile Faguet, grand défenseur de l'éducation classique, dit : « ils ont salué les lettres grecolatines et souhaité que la réforme de 1902 soit comprise de telle

(1) Emile Faguet. La discussion sur l'enseignement secondaire au Sénat. *Revue des Deux-Mondes*. 15 août 1911, p. 81.

sorte qu'elle les préserve et les soutienne. Ceci est pour nous, très nettement pour nous... Tout compte fait, nous avons donc remporté une victoire partielle. Je crois bien que c'est surtout une victoire d'amour-propre et que dans la pratique il n'y aura pas grand changement... »

Et en effet, il n'y a pas eu de changement du tout, aucune amélioration pratique dans le sens que nous souhaitons comme Emile Faguet. J'ai dit plus haut qu'il y avait eu plutôt tendance à l'aggravation de ce que nous considérons comme un péril social, comme un péril français.

Il ne pouvait pas en être autrement parce que toutes ces déclarations étaient trop vagues et toutes ces résolutions trop peu pratiques. Et elles ne pouvaient être ni moins vagues ni plus pratiques parce que la question était envisagée dans sa généralité.

Or, au point de vue général, il faut qu'il y ait plusieurs modes d'instruction secondaire, il faut qu'il y ait plusieurs espèces d'examen consacrant ces divers modes d'éducation ; donc on peut discuter sur le nombre et sur la constitution des diverses espèces de baccalauréat; on peut se moquer des groupes A, B, C, D; mais, il n'y a pas là d'objection grave à faire.

La discussion apparaît, grave de conséquences et lourde de responsabilité, quand il s'agit, non plus de distinguer les divers baccalauréats, mais de décider *les droits que chacun d'eux conférera à son titulaire.* Voilà vraiment la question difficile et importante, la question vitale.

Posée ainsi et envisagée sous ce jour, la question n'est plus susceptible d'une solution générale; elle doit être discutée et résolue, séparément, distinctement, *pour chaque espèce.*

En d'autres termes, ce que je critique, ce que je crois dangereux, dans la réglementation actuelle que j'ai rappelée plus haut, ce n'est pas le décret du 31 mai 1902 organisant le baccalauréat de l'enseignement secondaire (je ne me reconnais aucune compétence pour apprécier et juger cette organisation pédagogique), mais je critique et crois dangereux le décret du 22 juillet 1902 qui place tous les diplômes de bachelier, quelle que soit la mention inscrite sur ces diplômes, sur le même pied au point de vue de l'accès aux facultés et écoles de médecine.

Je ne m'occupe même pas du droit donné par ce même décret à tous ces bacheliers d'entrer dans les facultés autres que les facultés de médecine: ceci ne me regarde pas et doit être traité à part. Je ne m'occupe de l'éducation inutilitaire qu'au point de vue exclusif de la préparation aux études médicales.

Sur ce terrain particulier et distinct, la question peut être serrée de très près; on peut sortir des généralités et des formules vagues et demander des réformes précises.

Ainsi j'essaierai de démontrer que, pour les médecins, l'éducation littéraire et philosophique intégrale est nécessaire, que la haute culture intellectuelle met les jeunes gens, bien mieux que l'éducation utilitaire, à même d'apprendre la science médicale, d'en appliquer les préceptes, de devenir de bons praticiens en même temps que des savants en biologie humaine, c'est-à-dire de vrais et grands médecins dans toute la vraie et noble acception du mot.

Cela ne veut pas dire, bien entendu, qu'il ne puisse y avoir d'autres carrières pour lesquelles l'enseignement moderne, limité aux sciences et aux langues vivantes, est plus utile. C'est une question générale que je n'ai pas à étudier, qui est étudiée partout et sur laquelle on ne peut guère arriver à une solution précise et pratique.

Je me limite au titre même de ce livre : les humanités (c'est-à-dire l'éducation inutilitaire) et les médecins.

IV

Les parties essentielles de l'éducation inutilitaire qui sont nécessaires à la formation prémédicale. — Division du livre

De ce qui précède ressortent deux points, bien établis : 1° nous ne nous occuperons des humanités que dans leurs rapports avec les médecins : nous n'étudierons pas la question générale et essaierons seulement de préciser l'utilité des humanités dans la préparation prémédicale, la valeur éducative des humanités pour les futurs médecins ; 2° nous ne restreignons pas le mot humanités aux classes de troisième, de seconde et de première ; nous comprenons sous ce vocable la classe de philosophie ; nous ne limitons donc pas la question à l'étude des rapports du grec et du latin avec l'enseignement de la médecine ; nous appelons humanités le bloc de l'éducation littéraire élevée, l'éducation inutilitaire, en opposition avec le bloc de l'éducation scientifique ou éducation utilitaire.

Ainsi comprises et définies, les humanités comprennent deux grandes parties, dont il faut essayer de préciser successivement les rapports avec l'enseignement médical : la haute éducation littéraire et l'éducation philosophique.

La *haute éducation littéraire* comprend d'abord et surtout les belles lettres, la littérature française, l'histoire et la géographie (toutes parties dont nous ne parlerons pas en détails, parce que leur importance n'est discutée dans aucun des deux camps) ; ensuite les langues mortes (grec et latin) dont je devrai parler un peu plus, parce qu'on discute beaucoup leur importance, voire même leur utilité, au point qu'elles sont considérées par certains comme synthétisant et symbolisant le point litigieux et l'objet du débat. C'est une erreur de limiter la discussion à la question des langues anciennes, mais ce serait aussi une faute de fuir le débat sur cette partie de la question et de paraître en méconnaître l'importance.

L'*éducation philosophique* intéresse la formation prémédicale par bien des points; par tous les points, pourrait-on dire. Pour limiter la discussion aux points principaux, sur lesquels on peut le plus facilement arriver à des conclusions fermes et indiscutées, j'envisagerai exclusivement les rapports des médecins et de la formation médicale sous les quatre points de vue suivants: l'initiation et la méthode philosophiques, la logique, la psychologie et la morale.

Après cette étude analytique de la question, j'en reprendrai synthétiquement l'exposé dans un dernier chapitre, dans lequel seront formulées les conclusions.

CHAPITRE II

La haute éducation littéraire et les médecins. La question du grec et du latin pour les médecins

I

La médecine est une science et un art. Tous les médecins doivent être des savants et des praticiens

Pour comprendre l'importance de la haute éducation littéraire en général et de l'étude des langues anciennes en particulier pour la formation des futurs médecins, il faut d'abord bien préciser ce qu'est la médecine et ce que doivent être les médecins pour être dignes de ce nom.

Il y a en effet beaucoup d'erreurs répandues sur ce sujet dans le monde extramédical, même le plus cultivé.

Facilement on croit et on répète que la médecine est uniquement l'art de soigner les malades, de les guérir rarement, de les soulager souvent, de les consoler toujours; que le médecin doit avant tout être un praticien, qu'il peut être simplement un praticien, laissant à une minorité le soin de connaître et de faire avancer la science; que par conséquent les médecins se divisent en deux catégories bien distinctes, séparées, voire même opposées: le groupe des *savants* et le groupe, beaucoup plus nombreux et seul intéressant pour la Société, des *praticiens*.

On comprend que, si on accepte ces idées, la question de l'utilité des hautes études littéraires se présente sous un jour tout à fait spécial. Je ne peux donc pas me soustraire au devoir de démontrer d'abord rapidement que ces idées sont absolument erronées, que c'est là une manière absolument fausse de concevoir la médecine et les médecins (1).

Comme je le disais en 1904, le médecin n'est pas (comme un vain peuple pense) un monsieur qui échange des ordonnances contre des honoraires. Le médecin est un homme qui étudie et doit connaître la *Vie humaine* dans tous les détails de son évolution, à l'état de santé et à l'état de maladie. Car nul ne peut réparer l'horloge détraquée s'il n'en connaît à fond le mécanisme intact dans son fonctionnement normal. Et le médecin doit connaître l'homme vivant dans son *unité totale*, formée de l'union, souvent inextricable, du moral et du physique... Le médecin est le *biologiste humain*.

L'erreur de ceux qui ne veulent pas admettre ces principes et qui veulent maintenir l'opposition de la science et de la pratique médicales provient du raisonnement suivant : la médecine pratique est un art ; or, l'art est tout à fait différent de la science ; à certains points de vue, l'art est l'opposé de la science ; donc la pratique médicale et la science médicale sont deux choses différentes et en apparence, opposées.

Il est certain que la science de l'acoustique et la science de l'optique sont complètement différentes et distinctes de l'art de la musique et de l'art de la peinture. Ces arts supposent la science, appliquent les lois

(1) Voir : *Idées médicales*, p. 344 ; *Le milieu médical et la question médicosociale*. Etudes contemporaines, p. 107.

de l'harmonie des sons ou des couleurs; mais le compositeur et le peintre sont absolument différents du physicien et du mathématicien. Les qualités des uns et des autres sont absolument opposées : l'artiste ayant surtout besoin d'imagination et d'inspiration ; le savant devant avoir surtout de l'exactitude, de l'impartialité dans l'observation et l'expérimentation.

Ces considérations s'appliquent à la littérature comme à la peinture et à la musique. Mais elles ne s'appliquent pas à la médecine, parce que, quand on dit que la médecine est un art, on donne au mot art un sens tout autre que celui qu'il a, appliqué à la littérature, à la peinture ou à la musique.

Dans ce dernier sens, qui est le sens vrai et traditionnel, l'art est la manifestation et la réalisation du *beau*, il provoque l'émotion *esthétique*. La peinture, la musique, la littérature sont des arts dans ce sens du mot : ce sont des *arts esthétiques*.

Quand on l'applique à la médecine, le mot art a un autre sens; il veut dire manifestation et application du *vrai*. La médecine n'appartient pas aux arts esthétiques; elle appartient aux arts *scientifiques* ou *sciences appliquées*.

La médecine pratique est donc un art scientifique ou mieux une science appliquée ; donc, non seulement il n'y a pas opposition entre la science et la pratique médicales, mais il y a corrélation et parallélisme entre ces deux éléments de la médecine.

La science médicale est la sience même de l'homme vivant, bien portant et malade ; comme le fonctionnement de l'homme malade, obéit aux mêmes lois que dans l'état de santé ; comme la maladie n'est que la réaction vitale de l'homme vis-à-vis de l'agent pathogène; comme la thérapeutique n'est jamais qu'une aide, une intelligente incitation à guérir donnée par le médecin à son client... les lois de la vie normale et pathologique, qui constituent la science médicale, doivent non seulement être connues de tous les médecins; mais elles doivent être constamment présentes à l'esprit du praticien sous peine d'erreurs graves et préjudiciables au malade.

Car, quoique vraiment scientifiques, nos connaissances en biologie humaine gardent un haut caractère de contingence quand on veut les appliquer à un individu donné: il n'y a pas deux hommes identiques, il y a encore moins deux malades identiques, on ne peut donc pas concréter la science biologique, comme on concrète la science physique ou chimique, en quelques formules étroites, nettes, qu'il suffit de retenir et qu'on peut appliquer sans connaître les déductions scientifiques qu'elles synthétisent.

Ainsi le musicien et le peintre n'ont qu'à connaître les conclusions des physiciens sur les associations et les résultantes des sons et des couleurs sans connaître la science qui a établi ces conclusions. Rien de semblable en biologie; la science médicale ne se résume pas en quelques aphorismes indistinctement applicables à tous les individus. Il faut la connaître assez pour l'adapter intelligemment à chaque cas.

Pour poser un diagnostic, on ne procède pas comme pour déterminer la famille, le genre et l'espèce d'une plante ou d'un insecte. On peut faire un herbier ou une collection de papillons sans être botaniste ou zoologiste ; tandis qu'on ne peut pas cataloguer un malade sans être un médecin complet.

La même maladie se présente sous des formes très différentes chez les divers individus et il faut bien connaître sa pathologie pour dépister une maladie sous ses masques variés et au milieu de ses complications individuelles.

Une fois le diagnostic posé, il ne suffit pas de choisir et d'ouvrir le tiroir correspondant à cette étiquette pour y trouver le traitement *adequat*. Là encore, il y a des questions individuelles, des cas particuliers qui nécessitent chez le praticien des connaissances très précises et très générales.

Tout cela s'applique à la médecine de tous les temps. Mais on peut bien dire que cela s'applique encore plus à la médecine d'aujourd'hui. Plus la science médicale progresse, plus son intervention quotidienne devient importante en médecine pratique.

Je ne crois pas que jamais le fameux *coup d'œil* médical ait pu remplacer la science médicale chez aucun grand médecin. En tous cas, aujourd'hui, le *flair* ne suffit pas plus aux médecins qu'aux artilleurs pour organiser la victoire contre la maladie avec le plus possible de chances de succès.

Pour distinguer une fièvre typhoïde d'une fièvre de Malte ou de certains cas de tuberculose, il est le plus souvent impossible de se fier à un examen direct, même avec les sens les plus exercés ; il faut chercher les seroréactions, les agglutinations..., toutes choses que le praticien doit connaître à fond, ne fut-ce que pour savoir quand et comment il doit envoyer du sang à examiner au laboratoire le plus proche et pour interpréter sainement et utiliser pour le plus grand bien de son malade les résultats envoyés.

Un médecin, ignorant de tous les travaux scientifiques récents sur la sporotrichose, sera exposé à laisser mourir comme tuberculeux des malades que l'iodure de potassium, scientifiquement administré, aurait rapidement guéris.

Si on ignore la théorie de la réaction de Wassermann, comment interpréter les résultats qu'enverra le laboratoire et comment utiliser sagement le mercure ou le 606 si on ignore la portée et la valeur de cette réaction ?

Comment, chez un malade chronique, comme un diabétique ou un albuminurique, un médecin pourra-t-il prescrire le régime correspondant, non à la maladie, mais au malade particulier, s'il n'est pas savant en ces matières ?

Le médecin praticien doit donc toujours être un savant et on peut dire que *sa pratique vaudra ce que vaut sa science.*

La réciproque n'est pas exactement vraie, parce que la médecine utilise et applique un grand nombre de sciences et par conséquent de grandes utiles découvertes peuvent être faites par des savants qui ne sont pas des médecins (Pasteur et Claude Bernard par exemple), qui même ne sont pas des biologistes (Lavoisier et Berthelot par exemple).

Mais la science en général, sous ses diverses formes, ne devient science médicale que quand elle passe par les mains des médecins.

L'histoire des mémorables découvertes de Pasteur est une merveilleuse preuve de ce principe.

Si l'étude des microbes était restée l'œuvre des biologistes purs et des naturalistes ou des chimistes, leur découverte aurait été plus un danger qu'une conquête pour la médecine ; car elle ne tendait à rien moins qu'à faire oublier le rôle même de l'homme vivant, de l'organisme malade, qui est l'élément vraiment important en médecine. On n'aurait vu dans la maladie que l'histoire naturelle du microbe, vivant chez l'homme considéré comme un terrain inerte et passif, alors que la maladie est vraiment la lutte de l'homme vivant et actif ; ce qui est précisément tout le contraire.

Si on voulait appliquer directement à l'homme sain ou malade les lois physicochimiques des combustions et des oxydations, sans les faire d'abord passer par des *cerveaux* de savants *médecins*, on arriverait à des conclusions tout à fait erronées, parce qu'on méconnaîtrait la complexité de ces phénomènes, bien plus grande dans l'organisme vivant que dans les cornues des laboratoires.

Donc, *la science et la pratique médicales*, loin d'être opposées, *ne font qu'un seul tout, qui est la médecine.* Il n'y a pas de pratique médicale sans science médicale et la science ne devient médicale que dans les cerveaux de médecins.

Il est donc absurde de diviser les médecins en deux catégories : les savants et les praticiens. Il n'y a qu'une catégorie de médecins : tous doivent être savants et praticiens.

Chacun apporte évidemment sa note individuelle dans la proportion de ces éléments constitutifs du tout. Seuls, les malades atteints d'*anisophobie* (1) n'admettent pas l'inégalité nécessaire entre les divers médecins et les différences d'orientation de leur vie : suivant les cas, les uns obliqueront plus vers la science, les autres plus vers l'application, comme les uns étudieront plus les yeux et d'autres, les oreilles.

On est plus ou moins savant et plus ou moins praticien. Mais, *du moment qu'on est médecin, on doit être savant et praticien.*

Quand on cherche à déterminer les éléments de la meilleure formation prémédicale, il faut donc toujours envisager la formation d'un médecin vrai et complet, c'est-à-dire d'un médecin, à la fois savant et praticien.

(1) *Le milieu médical*, p. 64.

II

Nécessité d'une haute culture littéraire pour former le futur médecin.

Tout ce que je viens de développer facilite singulièrement ma tâche actuelle : la médecine étant une science appliquée, un art s'appuyant constamment sur la science, le médecin est obligé d'être à la fois un savant et un praticien s'il veut être vraiment digne de son titre et des droits que son diplôme lui confère vis-à-vis des individus et vis-à-vis de la société.

Donc, la formation du futur médecin doit comprendre tout ce que comprend la formation d'un futur savant. Or, Poincaré (1) a merveilleusement montré dans le premier volume de cette collection (qui est comme le modèle de tous ses collaborateurs ultérieurs) la grande utilité, la nécessité des humanités pour la formation des futurs savants.

Tout ce qu'il a dit dans cet excellent petit livre s'applique donc à la formation premédicale, peut-être avec encore plus de rigueur qu'à la formation pour les autres carrières scientifiques.

Un des principaux avantages que Emile Faguet reconnaît à l'éducation littéraire, c'est de former un esprit juste. Quelle est la profession dans laquelle l'esprit juste est plus nécessaire que dans la profession médicale ?

« Nous saisissons, dit-il, ce qui est, selon moi, l'erreur même de l'esprit nouveau, de l'esprit pédagogique nouveau. Les pédagogues modernes veulent que l'enseignement secondaire soit encyclopédique. Les pédagogues modernes veulent que l'enfant de

(1) Henri Poincaré. *Les Sciences et les humanités*. Ligue pour la Culture française.

dix-sept ans sache tout, et c'est-à-dire, puisqu'il n'a que dix-sept ans, sache « un peu de chaque chose et « rien du tout, à la française. » Cela a été raillé il y a trois cent cinquante ans par Montaigne. Avec raison, je crois. Il ne s'agit pas de faire connaître à l'enfant un peu de tout ; il s'agit de lui former un esprit juste. Est-ce avec la dispersion sur tous les sujets qu'on lui formera cet esprit juste ? Je ne crois pas. Je crois plutôt qu'on le lui déformera, s'il l'a juste. Et par quoi pourrait-on former l'esprit juste ? Par l'éducation littéraire *plutôt* que par tout autre. C'est l'avis de M. de Lamarzelle et c'est le mien. »

C'est aussi l'avis de Léon Labbé (1), qui l'a éloquemment développé au Sénat il y a quelques mois dans un Discours, en tête duquel il a inscrit comme épigraphe : « les humanités sont indispensables pour aborder utilement l'étude des sciences. »

Il cite cette parole d'Alfred Picard : « mon intime conviction est que les humanités constituent la meilleure préface des études scientifiques. Elles y préparent merveilleusement leurs adeptes, en développant la souplesse de la pensée, la clarté du style et la fécondité de l'imagination »

Et Labbé ajoute : « Hier, les plus grands savants, ceux devant l'autorité desquels chacun doit s'incliner, les Pasteur et les Claude Bernard, voyaient dans les études classiques la source des idées générales et reconnaissaient, suivant le mot de notre grand Berthelot, que la haute éducation de l'esprit, due à la culture classique, était nécessaire à la poursuite de leurs travaux. »

(1) Léon Labbé. Des humanités. Discours prononcé au Sénat le 3 juillet 1911. *Journal Officiel*, 4 juillet 1911.

Le président de la *Ligue pour la culture française* a dit que « le seul traitement à suivre pour reconstituer une âme unique à la France est le traitement par les humanités. »

Or, le médecin est au premier rang parmi les éducateurs et les formateurs de cette âme française.

Le rôle et l'influence du médecin sur la Société, sur l'organisation et la vie sociales vont toujours en croissant ; il tient aussi une place considérable dans la diffusion à l'extérieur de l'influence française.

Dans tous les pays il en est ainsi. Léon Labbé a montré le zèle avec lequel l'empereur d'Allemagne dirige des flots d'émigrants vers l'Amérique du Sud. « Et savez-vous, ajoute-t-il, quels hommes furent mis à la tête de ce grand mouvement, quels commis voyageurs d'un ordre supérieur, si l'on peut s'exprimer ainsi, l'empire allemand déverse sur les pays à conquérir par l'infiltration ? Des médecins et encore des médecins. »

Pour mettre les médecins à même d'être à la hauteur de cette immense tâche, de bien et complètement remplir cette mission sociale dans le pays et hors du pays, il faut l'armer très solidement par une très haute culture générale, par une très forte éducation littéraire.

« Et c'est à ce moment, Monsieur le Ministre, s'écrie Léon Labbé, au moment où le médecin moderne est mêlé de plus en plus intimement à tous les incidents de la vie sociale, que l'on semble vouloir diminuer et abaisser à plaisir le niveau de sa valeur intellectuelle ! »

« A notre époque, dit de même Laignel Lavastine, un fait capital frappe l'observateur ; c'est le contraste entre l'importance sociale croissante du médecin et la tendance des dirigeants à ouvrir la médecine à des groupes d'étudiants de moins en moins selectionnés. » Certes il ne faudrait pas dire « qu'il n'y a pas possibilité d'être bon médecin en dehors des études classiques » ; mais Laignel Lavastine tient à « mettre en évidence combien la culture classique facilite la mission sociale du médecin. »

Des essais ont d'ailleurs été faits dans divers pays pour rendre aussi accessible que possible la médecine à ceux qui n'avaient pas reçu d'éducation classique et pour développer le rôle et l'importance de l'éducation utilitaire. On commence à voir, de tous côtés, que l'idée n'a pas été heureuse.

Léon Labbé cite à ce sujet l'exemple très instructif de la conversion de Liebig.

« Liebig, le grand chimiste, écrivait ceci, il y a environ soixante ans, au moment où, sous son impulsion, les premières écoles réalistes, les *Realschule*, dont l'enseignement correspond à celui que reçoivent nos élèves dans les écoles primaires supérieures, furent instituées en Prusse : à partir du jour où l'éducation allemande va être transformée, où, au lieu de faire perdre aux jeunes gens plusieurs années en études stériles, on les mettra en rapport avec la réalité, on les initiera aux choses de la nature qui tiennent à la vérité plutôt qu'à la fantaisie, il se fera une révolution dans l'intelligence allemande et elle conquerra le premier rang en Europe.

« Voilà ce que disait Liebig en faveur des Realschule. Mais on ne saurait être un vrai savant sans être, en même temps, un homme de bonne foi. Or, voici, ce que, instruit par l'expérience, écrivait Liebig, quatre ans avant sa mort : j'ai dit que l'éducation par les choses naturelles convenait seule aux jeunes gens qui doivent se vouer à la science. L'expérience m'a enseigné ceci : les élèves venant des écoles réalistes dans mon laboratoire sont, pendant la première année, supérieurs à ceux des gymnases (ce qui correspond à nos lycées) ; la deuxième année, ils leur sont égaux ; la troisième année, ils leur deviennent inférieurs. »

Voilà certes un document d'une importance capitale pour la thèse que nous soutenons, du moins pour établir l'importance des humanités pour l'éducation prescientifique générale. Il y a aussi des documents analogues visant plus spécialement l'importance des études classiques pour la préparation prémédicale.

Ainsi, « quelle est la revendication incessante du *Medical Council* de Londres ? c'est que l'on soit de plus en plus exigeant pour ce qu'on est convenu d'appeler les humanités. »

De même, « il y a une année environ, le professeur His de Berlin, succédant daus la chaire de clinique médicale à son illustre maitre le professeur Leyden, consacrait toute sa première leçon à établir la nécessité absolue, pour aborder utilement les études médicales, d'une culture générale de premier ordre. »

En France, le mouvement s'accentue aussi et se généralise, de protestation contre l'assimilation du baccalauréat scientifique (bloc scientifique) au baccalauréat littéraire (bloc littéraire) pour permettre l'accès des jeunes gens dans les Facultés et Ecoles de médecine.

Déjà la *Commission de réorganisation des études médicales* instituée par arrêté ministériel du 4 mars 1907, après beaucoup d'autres facultés et associations médicales, a voté (le 11 décembre 1907) le principe suivant : « le futur étudiant en médecine doit avoir une éducation intellectuelle littéraire et philosophique, (une culture humanitaire) à cause de la nature même des études qu'il va entreprendre et surtout à cause de la profession dont ces études lui donneront le monopole, profession qui nécessite avant tout un niveau moral extrêmement élevé (1) ».

Et, tout récemment (dans son Assemblée générale du 21 avril 1912) l'*Association générale des médecins de France*, « considérant que l'étude des langues anciennes (grec et latin) est nécessaire pour donner la culture intellectuelle utile à la formation du futur médecin », a émis « le vœu que la Commission supérieure de l'enseignement médical, s'inspirant des désirs maintes fois exprimés par nos groupements professionnels, fasse rétablir l'obligation des études classiques à l'entrée des études de médecine (2) ».

On trouvera d'autres documents intéressants de nature à établir le même fait dans le Discours de Léon Labbé et dans la conférence de Laignel Lavastine.

« Une émotion profonde, dit le premier, règne dans le corps médical. De tous côtés s'élèvent de justes protestations, soit de la part des docteurs en médecine, soit de la part des étudiants eux-mêmes.

« Il existe un sentiment de réprobation générale contre cette mesure funeste et le 26 mai dernier, le *Comité de l'association corporative des étudiants en médecine* adoptait, à l'unanimité, l'ordre du jour suivant : Le Comité de l'association corporative,

(1) Rapport de Pierre Teissier, p. 12 et 89.

(2) Dans sa séance du 27 juin 1912, la *Commission supérieure de l'enseignement médical* a, sur ma proposition, voté, à l'unanimité des membres présents, le vœu suivant dont le ministre avait autorisé la discussion : « La Commission supérieure émet le vœu que, dans l'arrêté du 22 juillet 1902 exigeant, pour commencer les études médicales, le baccalauréat de l'enseignement secondaire institué par le Décret du 31 mai 1902, ces mots *quelle que soit la mention inscrite sur le diplôme* soient remplacés par ceux-ci : *série A, B ou C de la première partie et série philosophie de la seconde partie.*

considérant que les études classiques constituaient une préparation aux études médicales bien supérieure à celle que reçoivent aujourd'hui une grande partie des jeunes gens qui se destinent à ces études, et que les critiques formulées contre le niveau intellectuel de certains étudiants ne sont que la traduction du malaise général qu'a amené le dédain des humanités, regrette que les études classiques ne soient pas le prélude indispensable des études médicales ».

Le 30 juin 1911, les vingt *sociétés médicales d'arrondissement* et la *Société de médecine de Paris*, réunies en assemblée plénière, ont émis le vœu suivant : « Considérant que l'enseignement classique contribue puissamment à donner au médecin l'élévation d'esprit, de sentiment et de caractère, aussi indispensable à sa mission morale et sociale que l'enseignement technique est indispensable à son rôle professionnel..... exprime le vœu que..... le ministre complète le décret réglant l'admission aux facultés de médecine par une disposition stipulant expressément que : y seront admis seulement les possesseurs d'un diplôme de PCN obtenu après présentation d'un diplôme de baccalauréat comportant les études latines. »

Après avoir fait ces citations, Léon Labbé ajoute : « il y a un certain nombre d'années, on a supprimé les officiers de santé. J'affirme que » (en maintenant comme condition possible d'accès aux études médicales un baccalauréat qui ne comporte ni latin, ni grec) « on va créer de nouveau un ordre de médecins, qui, quoi qu'on en puisse dire, seront sensiblement inférieurs à leurs aînés. Le niveau de la profession médicale sera singulièrement abaissé aux regards de celui des nations étrangères. »

Et il conclut : « Je vous demande, Monsieur le Ministre, au nom de tout le corps médical, de vouloir bien compléter le décret de 1910 par le paragraphe suivant : ne seront admis, dans les écoles et dans les facultés de médecine que les étudiants qui, possédant le certificat du PCN, auront préalablement obtenu l'un des diplômes du baccalauréat comprenant les études classiques. »

Cette proposition peut servir de résumé et de conclusion à ce paragraphe.

III

Utilité spéciale du grec et du latin pour la formation prémédicale

Dans le paragraphe précédent, j'ai essayé de montrer l'importance, voire même la nécessité de l'éducation classique, des humanités, dans la préparation des futurs médecins. L'étude du grec et du latin fait évidemment partie de cette éducation classique, de cette haute éducation littéraire que je viens d'étudier. Le mot de « latin » est même expressément prononcé dans le vœu de l'association générale des médecins de France, des Sociétés médicales d'arrondissement et de la Société de médecine de Paris et dans les réflexions qui suivent, empruntées au discours de Léon Labbé (Voir plus haut page 30).

Je pourrais donc m'arrêter là pour les humanités littéraires et dire que la question du grec et du latin est, par le fait, étudiée et jugée dans le paragraphe précédent. Je ne le ferai pas et crois utile de revenir, dans ce paragraphe, spécialement sur la question des langues mortes et l'importance de leur étude dans l'éducation des futurs médecins.

Cette étude du grec et du latin a été en effet l'occasion ou le prétexte de tant d'attaques directes, venues de divers côtés qu'on aurait l'air de se dérober à la discussion si on évitait de l'aborder franchement et à part.

J'aborde donc nettement la question : y a-t-il utilité pour la formation du futur médecin que le grec et le latin aient figuré dans l'enseignement secondaire qu'il a reçu?

Les objections à la réponse affirmative ont été exposées, avec le talent que l'on sait, par Gustave Le Bon dans son très intéressant livre sur la *psychologie de l'éducation* (1).

Avec beaucoup de raison, Le Bon proclame l'importance qu'a l'éducation dans la formation d'une société et d'un peuple et rappelle le mot de Leibnitz : « Donnez-moi l'éducation et je changerai la face de l'Europe avant un siècle ».

Sur ce point, je ferai seulement remarquer que nous n'envisageons dans ce livre qu'une partie de l'éducation : l'éducation a d'autres facteurs que le lycée, notamment la famille. Or, ici nous ne nous occupons que de chercher la meilleure manière d'instruire les futurs médecins dans leurs quatorzième, quinzième, seizième et dix-septième années ; et de chercher si le baccalauréat scientifique prépare aussi bien aux études medicales que le baccalauréat littéraire.

A ce point de vue particulier, non seulement Gustave Le Bon ne croit pas à la supériorité de l'enseignement du latin mais il se montre nettement antilatin, met tous nos maux sur le compte de la survivance dans notre université de l'esprit latin, de l'âme latine.

« L'éducation seule permet aux Latins de remonter cette pente rapide de la décadence qu'ils descendent à grands pas. C'est leur dernière carte. Sous peine de périr, ils ne doivent pas la laisser perdre. »

(1) Dr Gustave Le Bon. *Psychologie de l'éducation*. Bibliothèque de philosophie scientifique. Huitième mille. 1904.

Toutes les méthodes déplorables d'enseignement dont il montre les désastreux effets sont « une des manifestations les plus curieuses et les plus typiques de cette incurable erreur latine, qui nous a coûté si cher depuis un siècle... Il semblerait que les nations latines ne puissent manifester de persévérance que dans le maintien de leurs erreurs ». Nous raisonnons tous avec les traditionnelles idées de notre race et c'est ce qui nous perd, alors que « avec des programmes à peu près identiques, d'autres peuples, les Allemands par exemple, obtiennent des résultats entièrement différents ». Nous ne voyons rien de ce qui est « hors des limites du cercle infranchissable des idées de race »...

La grande et préjudiciable erreur que Le Bon met sur le compte de la persistance des « préjugés latins », est surtout l'*erreur de méthode*. Il critique, très vivement et souvent avec beaucoup de raison, les méthodes d'enseignement de notre université : on discute toujours les programmes, dit-il ; on veut les perfectionner et on les surcharge ; ce qu'il faudrait modifier, ce ne sont pas les programmes, ce sont les méthodes.

Sur ce point, je n'essaierai pas de répondre à Le Bon par ce que, sur ce point, nos opinions ne sont pas opposées et inconciliables. Tout en défendant le principe du grec et du latin dans l'enseignement secondaire des futurs médecins, je ne prétends pas que les méthodes actuelles d'enseignement de ces langues mortes soient les meilleures.

J'ai assisté récemment à un petit fait qui me paraît très instructif pour cette question de la méthode d'enseignement du latin : une jeune fille, ayant fait de bonnes études françaises jusqu'au brevet supérieur inclus, a appris, *en un an*, le latin nécessaire pour passer, en Sorbonne, avec mention, la première partie (série latin langues) du baccalauréat. Cela prouve bien qu'on perd peut-être trop de temps dans nos lycées à étudier le latin et le grec.

Sur ce point, je suis donc d'accord avec Le Bon et tous les bons esprits qui pensent comme lui; mais de là je ne conclus pas à l'inutilité et par suite à la suppression des études grecolatines.

La grande objection qu'on nous fait est toujours celle-ci: que reste-t-il de latin et de grec dans la mémoire et dans l'esprit à ceux d'entre nous qui ont fait des études classiques?

Tous les défenseurs de l'éducation grecolatine, dit Gustave Le Bon « sont bien obligés de confesser que les langues anciennes sont si mal enseignées par l'Université, qu'après sept ou huit ans d'études les élèves n'en possèdent que de vagues notions très vite oubliées, après l'examen. Les élèves les plus forts sont à peine capables de traduire en deux heures et à coups de dictionnaire une page d'un auteur très facile. »

Certes ce n'est plus le temps — et je ne demande pas que l'on fasse revenir le temps — où deux professeurs de faculté de médecine pouvaient réciter l'Eneide en se donnant la réplique et où un officier de marine faisait d'Horace sa lecture favorite à bord. Nous ne demandons pas que les futurs médecins lisent couramment Lucrèce, encore moins Homère dans le texte.

Mais ce que nous avons tous retenu de grec et de latin ne nous a-t-il pas été utile, maintes fois, en médecine pour comprendre l'étymologie et le sens de beaucoup de mots, couramment employés.

On a certes beaucoup abusé du grec, ne fut-ce que dans l'énumération des phobies et je n'exige pas que tous les étudiants comprennent les mots siderodromophobie ou amaxophobie. Mais ne leur est-il pas utile de savoir ce que veulent dire les mots: neurasthénie, psychasthénie, agoraphobie, pathologie, etc.?

Récemment l'*Echo des Etudiants* (1) de Montpellier faisait un article sur l'utilité du latin dans la médecine et la pharmacie; « ... d'où viennent, en grande majorité, les noms des maladies? du latin et du grec. Oh ! me direz-vous, un docteur, pour poser son diagnostic, n'a pas besoin de savoir le nom de la maladie, pourvu qu'il en connaisse la symptomatologie. Erreur, grave erreur : le nom concrétise et la symptomatologie et le diagnostic et le traitement. Et je défie quiconque n'a point fait ses humanités de se souvenir du nom de toutes les maladies usuelles, à plus forte raison de celles qui sont un peu rares... Demandez donc à quelque *scientifique* (puisque ceux qui n'ont pas étudié la langue de Virgile sont ainsi appelés), demandez-leur donc d'apprendre l'anatomie, la base même de la médecine. Ils y arriveront, parce qu'ils sont tenaces ; mais il leur faudra d'abord travailler ferme leur dictionnaire; l'étymologie leur est nécessaire. Avouez que l'étudiant a bien de la chance s'il n'a pas besoin de se préoccuper de son dictionnaire... qu'un non initié aille donc apprendre et retenir la botanique, la zoologie et la matière médicale. Si l'on ne connait pas un seul mot de latin, on s'expose à dire des âneries qui feront pouffer de rire les examinateurs... un certain nombre de pharmacopées sont écrites en latin ; le moyen de s'y reconnaître pour un bachelier moderne... c'est d'aller trouver le professeur le plus voisin ou de lire la traduction ; ce qui n'est pas toujours commode, ou bien qu'un étranger, de passage dans la localité, vous porte une ordonnance de son docteur (elles sont toutes écrites en latin), la comprendrez-vous si vous êtes bachelier moderne: ...Comme quoi l'association générale des pharmaciens de France préconise l'étude du latin ; ce dont je la félicite. »

(1) L'*Echo des Etudiants*, 1912, p. 6.

Je ne prétends pas que ce soit là l'argument capital en faveur de la préparation grecolatine des futurs médecins. Mais enfin c'en est un. Comme dit Laignel Lavastine, l'étudiant ainsi préparé « (petits avantages pratiques) a développé sa mémoire en apprenant des textes et n'est pas effarouché par le jargon médical tiré du grec et du latin ».

L'argument vraiment important en faveur de l'éducation grecolatine des futurs médecins est le suivant : le médecin, pour aborder ses études et exercer sa profession a besoin d'être armé par une très forte éducation ; or, l'instruction grecolatine est un puissant élément de cette forte éducation.

On s'est beaucoup moqué de cette « vertu éducative » des langues anciennes.

La question du grec et du latin, dit Gustave Le Bon, « est entrée maintenant dans cette phase sentimentale où la raison n'intervient plus ». Cet argument d'ordre sentimental de la vertu éducative « impressionne toujours les cerveaux faibles, par le fait seul qu'il a longtemps servi... Il faut en vérité un mysticisme spécial pour parler encore de la force éducative des langues anciennes, des idées générales et universelles qu'elles nous livrent. »

Jules Lemaître avait déjà dit : « Et qu'est-ce donc enfin que ce fameux trésor d'idées générales, d'idées éducatrices, dont les littératures grecque et latine auraient le monopole?... Non ; je le sens bien, ce n'est pas aux Grecs ni aux Romains que je dois la formation de mon cœur et de mon esprit. Si donc le bénéfice que j'ai pu retirer du latin m'échappe, à moi qui l'ai très bien su il y a vingt-cinq ans, de quel profit peut-il être pour les neuf dixièmes de nos collégiens, qui ont encore l'air de l'apprendre, mais qui ne le savent pas et ne peuvent pas le savoir ? »

Il est bien difficile et outrecuidant de s'élever contre l'opinion, si merveilleusement exprimée, du plus grand ironiste du siècle, de ce critique de génie qu'est Jules Lemaître. Je me permets cependant de maintenir une opinion différente de la sienne.

Dans la formation de cet esprit merveilleux, de cette âme si française, de ce philosophe si fin et de cet analyste si pénétrant, je me permets de croire que l'éducation grecolatine a joué son rôle et un rôle important (1).

Certes, je ne prétends pas et personne ne prétend que ce soit là le seul élément de formation. Jules Lemaître dit dans cette même conférence que Virgile peut être remplacé par Lamartine, Michelet ou Racine; Horace par Béranger et Sarcey; Cicéron par Victor Cousin; Sénèque, Tite Live et tous par Montaigne et les écrivains du dix-septième siècle, « où nous n'avons qu'à l'aller prendre ».

Je ne trouve pas le raisonnement bien scientifique. De ce que la grande littérature française contient de puissants éléments de haute culture (ce que personne ne conteste), il ne s'ensuit nullement que la grande littérature grecolatine n'en contienne pas aussi d'autres, non moins puissants et il ne s'ensuit pas qu'on doive supprimer l'instruction grecolatine des programmes de la haute culture et que les futurs méde-

(1) Dans sa dernière étude sur Jules Lemaître, VICTOR GIRAUD dit de lui : « La culture universitaire, — telle qu'elle se donnait alors, — n'a point porté de plus heureux fruits que ceux qu'elle a fait pousser sur ce terrain, d'ailleurs exceptionnellement riche et bien préparé. A l'adolescent curieux et fin qui venait lui demander surtout une direction spirituelle, elle ouvrit l'esprit en tous sens; surtout, elle fit de lui, dans toutes les acceptions du mot, un *humaniste* accompli. Dans tout ce qu'il écrira depuis, on sentira l'homme qui est nourri jusqu'aux moelles de toute la tradition classique et qui, même dans ses plus luxuriantes fantaisies et ses infidélités apparentes, jamais au fond ne l'oubliera (*Revue des Deux-Mondes*. 1er avril 1912. p. 597).

cins soient mieux préparés à leur besogne sans latin qu'avec du latin.

L'éducation grecolatine et l'éducation littéraire francaise, loin d'être antagonistes et contradictoires, se complètent au contraire merveilleusement. Beaucoup de bons esprits pensent même que la langue et la littérature française baisseraient considérablement, seraient fortement rabaissées, amoindries ou diminuées, le jour où l'on supprimerait la culture grecolatine.

« Lorsqu'on n'apprendra plus le latin, a dit Anatole France, le français périra ». Peut-on mieux répondre à Jules Lemaître que par un mot d'Anatole France.

De même, Doumic dit, au nom de la *Société des Gens de Lettres* : « le but des programmes de l'enseignement secondaire élaborés en 1902 fut de substituer l'étude des sciences à la culture générale en vue des nécessités de la lutte économique... Les conséquences n'ont pas tardé à se produire. L'une d'elles, et non la moindre, est l'affaiblissement de notre langue atteinte dans sa racine... »

Combes a repris, dans le *Temps* l'argumentation de Jules Lemaître : « Les chefs d'œuvre de notre littérature ne le cèdent nullement, quant à la forme, aux chefs d'œuvre de la Grèce et de Rome... et, si de la forme nous passons au fond, ils l'emportent sans conteste possible, quant à l'idée et au sentiment, sur les grands écrivains de l'antiquité. »

Mais, répond très justement Laignel Lavastine, « il ne s'agit pas de recommencer la querelle des anciens et des modernes. La supériorité, dans ce cas particulier, des langues classiques sur le français est qu'il faut les traduire ; et, comme le remarque Henri Poincaré, le modeste écolier qui fait une simple version n'a-t-il pas déjà, à chaque instant, en présence de deux sens grammaticalement possibles, à choisir entre les deux et à deviner quel est le bon ? »

La version allemande ou anglaise n'a pas la même valeur éducative que la version latine ou grecque. « Dès que vous placez, dit Alfred Croiset, un enfant de dix ans en face d'une phrase latine qui a un sujet, un verbe et un attribut, il faut qu'il comprenne que ce vêtement extérieur de la flexion finale manifeste des rapports d'idées qu'il apercevrait sous d'autres apparences dans la phrase française et qu'il modifie la construction des mots. Il lui faut, pour arriver à traduire sa petite phrase latine, un notable effort d'analyse et un précieux exercice de logique. Et, pour marquer la supériorité du latin sur le français, l'allemand ou l'anglais, il ajoute : prenez une phrase latine et vous verrez que l'idée qu'elle renferme et qui se présente en français sous la forme *abstraite*, se présente au contraire sous la forme *concrète*. En un mot, le latin est la langue qui répond exactement aux besoins intellectuels de l'enfance. »

De plus, ajoute Laignel Lavastine, « le grec et le latin sont les ancêtres directs du français. Sur vingt-six mille mots du vocabulaire français, six mille dérivent directement du latin. Peut-il y avoir meilleure éducation du biologiste que cette étude d'embryologie semantique ? Comme le faisait remarquer Giard, l'analyse linguistique révèle bientôt à une intelligence avertie des lois de structure et d'évolution des formes du langage, tout à fait comparables à celles qu'on peut déduire de l'observation des êtres vivants. »

Très justement, Gustave Le Bon critique les méthodes d'éducation actuelles et leur reproche spécialement deux choses : d'abord de ne pas s'appuyer suffisamment sur l'étude et l'analyse psychologiques de l'enfant, ensuite de trop établir tout l'enseignement sur la mémoire, d'abuser de la méthode mnémonique.

Pour l'analyse psychologique, il résume le principe de l'éducation dans cette phrase qui est l'épigraphe de son livre : « l'éducation est l'art de faire passer le conscient dans l'inconscient. »

Ceci appelle des explications et quelques réserves.

Quand un enfant apprend à lire, à écrire ou à jouer du violon, il agit d'abord avec ses centres psychiques supérieurs (conscients) : l'art de l'éducateur consiste bien à lui apprendre à lire, écrire et manier son archet avec ses centres psychiques inférieurs (inconscients). On peut donc bien dire, à ce point de vue, que l'éducation est l'art de faire passer le conscient dans l'inconscient.

Mais il ne faudrait pas croire que le but de l'éducation est entièrement rempli par cette action : l'éducation réduite à cet art ferait de parfaits automates, mais ne ferait que des automates. Avec cette éducation, un jeune homme à dix-sept ans écrirait comme un écrivain public ou un copiste, lirait comme un lecteur patenté, aurait sur le violon ou sur le piano un mécanisme merveilleux ; on aurait fait passer un tas de choses de son conscient dans son inconscient ; car, il pourrait écrire, lire et jouer du violon *en pensant à autre chose* avec ses centres supérieurs conscients. Mais croyez-vous qu'il serait armé pour commencer ses études de médecine ? Pas le moins du monde.

Pour faire ses études médicales, il faut certainement savoir lire, écrire, automatiquement, c'est-à-dire inconsciemment. C'est indispensable, mais il faut aussi savoir comprendre, raisonner, observer et juger avec ses centres supérieurs. C'est tout aussi indispensable.

Il faut donc dire que l'éducation est : d'abord l'art de faire passer le conscient dans l'inconscient, ensuite l'art de développer le conscient, de le former pour le mettre à même de travailler ensuite par lui-même quand il arrivera dans l'enseignement supérieur.

Voilà pourquoi Gustave Le Bon a raison de dire qu'il ne faut pas s'adresser exclusivement à la mémoire de l'enfant pour le former et l'élever.

Les procédés mnémoniques pourraient suffire s'il suffisait de faire passer le conscient dans l'inconscient. Ils ne suffisent plus s'il faut aussi développer, instruire, former, élever les centres psychiques supérieurs.

C'est à cette culture et à cette éducation des neurones psychiques supérieurs que le haut enseignement littéraire (grecolatin en même temps que français) est indispensable. Pour juger la valeur d'une éducation, il ne faut pas doser et mesurer la quantité de choses apprises à l'enfant et qui, s'il les retient, lui seront utiles plus tard (comme les sciences et les langues vivantes) : il faut apprécier la valeur éducative de ce qu'on lui enseigne, c'est-à-dire l'influence qu'aura cet enseignement sur le développement personnel et la production ultérieure de ses centres psychiques supérieurs.

L'idée de la valeur éducative d'un enseignement n'est donc plus une idée mystique ou comique dont il faille rire ou hausser les épaules. C'est une idée scientifique, basée sur l'analyse psychophysiologique du cerveau de l'enfant.

Nous pouvons donc reprendre, sérieusement, et maintenir, malgré les railleries et les discussions, cette thèse : l'enseignement du grec et du latin ne doit pas être apprécié par la quantité de latin ou de grec qui reste dans la mémoire de l'enfant; il doit être apprécié par sa valeur éducative.

Cela posé, beaucoup d'excellents esprits soutiennent que cette valeur éducative est très grande, que c'est un élément indispensable d'une haute culture, d'une éducation élevée et complète comme le futur médecin doit la recevoir.

« Est classique, dit Laignel Lavastine, qui appartient à l'antiquité grecque ou latine et la culture classique, vraie maïeutique de l'idéal, fournit à l'âme une solide armature pour la vie. »

« La littérature grecque et la littérature latine, dit Alfred Picard, ont été et resteront toujours les sources vives du génie français. Près de nous, des peuples forts par leur natalité, par leur apreté à conquérir la richesse, par leurs aptitudes industrielles et commerciales, progressent rapidement dans la voie de la grandeur matérielle. La France garde, du moins. la suprématie dans le domaine des lettres, des arts, et, j'ose le dire aussi, des sciences. Elle l'a dû à sa fidélité aux leçons d'Athènes et de Rome. »

Dans la discussion devant le Sénat, le professeur Debierre est venu appuyer Labbé (dont j'ai cité le beau discours) « en maintenant, dit Laignel Lavastine, que qui sait le latin comprend avec beaucoup plus de facilité les langues anglo-saxonnes et en condamnant surtout, dans la réforme de 1902, la spécialisation hâtive, prématurée, trop précoce. »

Rendant compte de la même discussion, Emile Faguet écrit: « Très évidemment Monsieur le Ministre de l'Instruction publique désirerait un enseignement où la culture, où la formation fut réservée à la science (science historique ou sciences proprement dites) et où la lecture et la méditation des auteurs grecs, latins, français, ne fut qu'arts d'agrément. C'est un système. Je le crois faux ; j'ai peur qu'il ne soit faux et dangereux. Je crois qu'à des enfants, c'est la lecture des penseurs (des penseurs qu'ils peuvent comprendre) qui convient; et que c'est cela même qui leur fait l'esprit juste, sain, droit et souple. J'ai vraiment peur de cette nouvelle orientation. »

IV

Conclusions du chapitre : le médecin fait partie d'une élite intellectuelle à la préparation et à la formation de laquelle les humanités sont nécessaires.

En prenant le mot « humanités » dans le sens ordinaire et étroit du mot (enseignement classique avec grec et latin des troisième, seconde et première classes) j'ai essayé de démontrer que ces humanités sont nécessaires à la formation prémédicale.

Même quand on n'est pas partisan des études classiques pour tout le monde, on reconnaît qu'elles sont utiles pour former une élite.

Ainsi, pour M. Steeg, « la culture littéraire n'est pas la culture générale; elle est à sa manière une culture spéciale, une culture particulière ». Cette restriction faite et faisant de l'humanisme une spécialité, M. Steeg « se sent désormais libre de le louer » et ajoute : « nous trouvons chez les auteurs latins une foule d'idées générales, de lieux communs si l'on veut, mais de lieux communs qui résument l'expérience et la sagesse humaines... n'est-il pas vrai que la pensée grecque, plus ancienne que la latine, est cependant plus proche de nous? Distants par le vocabulaire, l'esprit français et le genre hellénique restent unis par mille affinités : clarté, mesure, raison, amour de la liberté et de l'harmonie... Nous ne songeons pas, vous m'entendez bien, à distribuer à tous un enseignement qui n'est pas fait pour tous. Mais nous entendons que nos institutions universitaires soient telles qu'elles sollicitent les meilleurs à s'élever sans cesse dans la hiérarchie du savoir. Ainsi se constituera une élite sans autre signe distinctif que la qualité de l'intelligence, l'énergie du caractère, la délicatesse de la sensibilité. »

Cette doctrine nous suffit amplement : c'est la doctrine vraie de la nécessité des élites dans une démocratie (1). Tous les hommes sont égaux devant la loi c'est-à-dire qu'il n'y a pas de position à laquelle un homme quelconque ne puisse prétendre ; aucune situation n'est réservée à un homme ou à un autre à cause de sa naissance, de sa fortune ou de sa famille ; il n'y a plus ni caste fermée, ni classe sociale inaccessible. Mais s'il y a égalité de *droits*, il n'y a pas égalité de *fonctions* entre tous les hommes. Les hommes sont nativement et biologiquement inégaux. S'ils sont égaux en droit aux fonctions, ils ne sont pas égaux en *capacité* pour les obtenir et les occuper dignement. Donc, il n'y a pas de société organisée possible sans une *hiérarchie*, sans des positions et des fonctions diverses qui créent des inégalités effectives entre les hommes, sans une *élite*, caractérisée par « la qualité de l'intelligence, l'énergie du caractère, la délicatesse de la sensibilité ». Ces éléments, sur lesquels est basée la constitution de l'élite, sont, comme dit Alfred Fouillée, « un exemple de ces biens dont parle Platon, qui peuvent être possédés par les uns sans que les autres en soient dépossédés.

(1) *Le milieu médical*, p. 89.

Pour vous rendre justice, je n'ai pas d'injustice à faire aux autres ; pour maintenir votre liberté je n'ai pas à confisquer la liberté des autres ; pour reconnaître vos droits, je n'ai pas à méconnaître les droits des autres. Les connaissances que j'acquiers vous privent-elles des vôtres ? La lumière qui s'allume dans mon esprit, éteint-elle celle qui brille au fond de votre pensée ? Tout au contraire ; plus il y a de foyers lumineux, plus la lumière est éclatante pour tous... »

Donc, il faut une élite intellectuelle à la France ; les humanités sont nécessaires à la formation de cette élite intellectuelle ; les médecins doivent se recruter exclusivement dans cette élite intellectuelle ; donc, les humanités font partie intégrante et nécessaire de la préparation et de l'éducation prémédicales.

C'est ce qu'exprime Laignel Lavastine par le syllogisme suivant : « pas de culture supérieure de l'esprit sans études classiques ; pas de médecin digne de ce nom sans culture supérieure ; donc, pas de vrai médecin sans études classiques ».

CHAPITRE III

L'éducation philosophique et les médecins

La plupart des auteurs limiteraient à ce qui précède l'exposé et la démonstration de leur thèse, par ce que, comme je l'ai dit plus haut, le mot « humanités » n'est ordinairement appliqué qu'à l'enseignement des classes de troisième, seconde et première, à l'exclusion de la philosophie.

J'ai dit pourquoi je ne partage pas cette manière de voir, pourquoi je comprends l'enseignement de la philosophie dans le bloc littéraire formé, pour le baccalauréat, des trois séries A, B et C de la première partie et de la deuxième partie philosophie, en opposition au bloc scientifique formé de la série D de la première partie et de la seconde partie mathématiques.

En étudiant « les humanités et les médecins » j'ai donc voulu comprendre la philosophie dans le mot « humanités » et j'ai à démontrer la nécessité de l'enseignement philosophique dans la préparation prémédicale.

Cette démonstration sera, je crois, plus facile que celle entreprise dans le précédent chapitre ; je la crois aussi plus importante pour l'orientation et l'avenir de la médecine française.

Je groupe sous les quatre principaux chefs suivants les considérations qui me paraissent résumer cette démonstration :

1. L'initiation et la méthode philosophiques ;
2. La logique ;
3. La psychologie ;
4. La morale.

I

L'initiation et la méthode philosophiques

A aucune époque on n'a mieux compris et montré les rapports qui unissent la philosophie et la médecine. Mais on a surtout, dans ces derniers temps, développé l'importance de l'éducation médicale pour les philosophes.

Beaucoup de professeurs de philosophie sont docteurs en médecine ; on demande aux professeurs des facultés de médecine de faire des conférences aux étudiants en philosophie des facultés de lettres (1) ; les étudiants en philosophie se font inscrire dans les cliniques de maladies mentales, suivent les cours des médecins neurologistes et font des expériences dans les laboratoires de physiologie normale et pathologique ; Lange et William James, les deux psychologues qui ont le mieux étudié les émotions dans ces derniers temps, étaient, l'un professeur d'anatomie pathologique à l'Université de Copenhague et grand praticien pour les maladies nerveuses, l'autre professeur de physiologie avant d'être professeur de psychologie ; Pierre Janet, Georges Dumas qui enseignent la philosophie à la Sorbonne sont des médecins distingués et des cliniciens consommés ; Flournoy et Claparède enseignent la psychologie dans une faculté des sciences...

(1) Voir *Introduction physiologique à l'étude de la philosophie.* Conférences sur la physiologie du système nerveux de l'homme, faites à la faculté des lettres de Montpellier. Bibliothèque de philosophie contemporaine. Avec une préface de M. le Recteur Benoist, 1909.

Déjà, en 1867, Ravaisson parlait de Claude Bernard dans son rapport sur la philosophie en France au XIXe siècle. Aujourd'hui ce sont des médecins qui, sous la direction de A. Marie, ont écrit un *Traité international de psychologie pathologique* : dans la *Bibliothèque de philosophie contemporaine*, dans la Bibliothèque de psychologie expérimentale de l'*Encyclopédie scientifique*, dans la *Revue philosophique*, la *Revue de philosophie* ou le *Journal de psychologie*, on retrouve autant de noms de médecins que de noms de philosophes...

Comment n'en serait-il pas ainsi à l'époque même, qui a vu naître, dans le domaine de la philosophie : la psychophysique, la psychophysiologie et la sociologie (qui, elle aussi, est, par tant de côtés, une science biologique) ; à l'époque où on ne peut plus écrire un *Traité de physiopathologie humaine* sans consacrer de longs chapitres à la psychologie normale et pathologique.

Tous ces exemples, que l'on pourrait multiplier, prouvent bien l'intrication qu'il y a entre la philosophie et la médecine et les rapports intimes qui unissent ces deux formes de notre activité intellectuelle.

Ces rapports sont réciproques ; le philosophe est dans l'impossibilité d'avancer utilement dans son domaine s'il n'a, comme introduction, une certaine connaissance de la médecine (science physiopathologique de l'homme), et le médecin, vraiment digne de ce nom, ne peut rien faire de sérieux et de définitif dans la science et dans son art, s'il n'a une réelle et forte éducation philosophique.

Cette formule indique en même temps que, tout en étant intimes et étroits dans les deux sens, ces rapports ne se présentent pas de la même manière quand on passe de la médecine à la philosophie et quand on va de la philosophie à la médecine.

Si la médecine est utile au philosophe, c'est au philosophe, vrai, complet, qui veut se perfectionner en philosophie et enseigner la philosophie ; on n'a pas besoin de la médecine pour faire, au lycée, sa classe de philosophie. Au contraire, la philosophie telle qu'on l'enseigne au lycée, l'enseignement philosophique est nécessaire au médecin avant même qu'il commence ses études de médecine ; il fait partie intégrante et nécessaire de la préparation et de l'éducation prémédicales.

Comment peut-on définir la philosophie, nécessaire à la formation des futurs médecins ? (1).

Etymologiquement et primitivement, la philosophie « avait pour objet l'amour c'est-à-dire la recherche de la sagesse, de la science ». On peut toujours dire que le mot philosophie veut dire « amour de la sagesse, recherche de la vérité, du principe de la raison des choses : étude de la nature et de la morale » ; ou encore « la science générale des êtres, des principes et des causes ».

C'est, en somme, un ensemble d'idées générales synthétiquement réunies et exposées, nécessaires à l'étude et au progrès des différentes sciences. Chaque science, étant une analyse, n'est possible qu'à condition de connaître d'abord et d'utiliser cette synthèse générale des idées, communes à la vie scientifique tout entière.

Ceci devient plus clair quand on envisage ce que l'on a appelé la « philosophie des sciences ».

La philosophie des sciences, comme Ampère l'a envisagée (1834), est une classification des sciences. Comment comprendre la médecine si on ne sait pas la place qu'elle occupe dans l'ensemble des sciences.

(1) Voir *Dictionnaires* de Larousse et de Paul Guérin.

Ce n'est que par là qu'on peut bien la connaitre et la caractériser.

On distingue ensuite la philosophie de chaque science. On donne ce nom aux « ouvrages composés sur quelque art en particulier et qui en renferment les vérités premières, les principes fondamentaux » ; on peut encore dire que c'est un « système d'idées générales qui appartiennent à une science, à un art. Il y a une philosophie de la chimie, une philosophie de la physique. » On appelle « philosophie de l'histoire, les faits historiques considérés dans leur généralité et leur enchainement. »

Il y a de même une philosophie de la médecine : c'est l'ensemble des idées générales de la médecine coordonnées en système ou en doctrine ; on ne peut pas concevoir cette philosophie de la médecine sans une éducation philosophique et on ne conçoit pas des études médicales et la pratique médicale, sans une philosophie de la médecine, sans une doctrine médicale.

En 1876, je disais aux auditeurs de mon premier cours à la faculté de Montpellier (1) : « je ne suis pas de ceux qui croient pouvoir se passer de doctrine, qui affectent même de s'en passer. Je suis loin de partager l'enthousiasme de cet empirique qui s'écria, en apprenant la chute du système de Broussais tant mieux ! il n'y aura plus de doctrine, ni bonne ni mauvaise. Bonne ou mauvaise, je crois au contraire que tout médecin doit avoir une doctrine ; il ne peut même pas ne pas en avoir. Le praticien, même le plus fermement décidé à dépouiller son art de toute espèce de science, est incapable de se soustraire à cette nécessité d'une doctrine.

» Permettez-moi, messieurs, de vous donner ce

(1) *Maladies du système nerveux*, 1878, T. I, page 1.

conseil dès le début. Ne quittez pas les bancs de l'école, ne vous lancez pas dans la pratique de la vie et de la médecine sans avoir une doctrine : ce serait un grand malheur pour vous, un plus grand encore pour vos malades.

» Sans doctrine, la science est impossible ; ce n'est plus qu'un catalogue de faits que rien ne relie entre eux, une analyse constante, sans synthèse possible. Sans doctrine, l'art est condamné à errer au gré de la mode du jour et de l'annonce la plus récente de la quatrième page des journaux.

» Certes, une mauvaise doctrine peut faire beaucoup de mal et est chose bien dangereuse. Je crois cependant que je préférerais un médecin avec une mauvaise doctrine à un médecin sans doctrine. Ce dernier, en effet, n'est sans doctrine qu'en apparence ; en réalité, il les a toutes et il passe de l'une à l'autre, suivant le jour et l'heure, suivant l'impression du moment. Errant d'un système à l'autre, il n'a pas au moins cette conséquence et cette unité dans la conduite qui peuvent amener la conversion de celui qui est, de bonne foi, engagé dans une mauvaise voie.

» Le sceptique, comme dit Jaumes, n'est pas indépendant, puisque, bien au contraire, il obéit à plusieurs maîtres. En médecine, comme en religion, incrédulité et crédulité sont souvent synonymes.

» L'indifférence à la vérité est la plaie de notre époque et est pire que l'erreur. L'erreur se corrige d'elle-même au contact des faits ; l'indifférence décourage le savant au lieu de le guider et le mène au septicisme absolu quand il est conséquent avec lui-même.

» Ayez donc une doctrine, messieurs. Ne vous la laissez pas imposer par l'autorité des maîtres, mais réfléchissez-y ; contrôlez avec les faits et adoptez, en toute souveraineté de votre liberté et de votre raison, adoptez la doctrine médicale, qui vous paraîtra la plus rationnelle et la plus conforme aux faits. »

Trente six ans de professorat et de profession médicale, n'ont rien changé, dans mon esprit, à la conviction que j'exprimais alors. Tout médecin doit avoir une doctrine, une doctrine qu'il adopte volontairement et délibérément. Comment un étudiant en médecine pourrait-il se faire, choisir une doctrine, s'il n'avait pas d'éducation philosophique antérieure ?

Pour commencer et pour continuer avec fruit ses études médicales, il faut avoir reçu l'*initiation philosophique* ; il faut avoir la *discipline*, la *méthode*, *l'esprit philosophiques*.

« L'esprit philosophique est un esprit de clarté, de méthode, exempt de préjugés et de passions. L'esprit philosophique doit nous guider dans tous les genres d'études. »

Cette initiation philosophique, nécessaire au futur médecin, doit se faire non seulement par l'exposé synthétique de la philosophie telle qu'elle existe au moment où est fait cet enseignement, mais encore par un exposé rapide, mais vivant et complet, de l'*histoire de la philosophie* (1).

A ce sujet on peut bien répéter ce qui a été dit plus haut sur la portée des acquisitions à faire par le collégien dans l'enseignement qu'on lui donne : l'éducation secondaire n'a pas pour but d'accumuler dans la mémoire de l'écolier un grand nombre de connaissances, directement utilisables dans la vie ultérieure. Elle a pour but de former et de discipliner l'esprit par la série et le rapprochement des enseignements.

(1) Voir Emile Faguet. *Initiation philosophique*. Collection des initiations, 1912.

Ainsi, il ne s'agit pas que l'étudiant en médecine retienne la série des systèmes philosophiques depuis Thales de Milet et Héraclite jusqu'à Bacon, Descartes et Bergson. L'écolier aura bientôt oublié beaucoup de noms de philosophes fameux. Mais il gardera l'empreinte que lui aura donnée l'histoire de l'évolution de l'esprit humain à travers les siècles.

Rien de plus instructif que de voir les hypothèses et les systèmes se remplacer, alors que les faits et les découvertes qui leur ont donné naissance persistent, se superposent et se complètent. C'est la meilleure leçon donnée aux médecins pour l'appréciation du rôle des hypothèses, des théories (1) et des schemas dans la science de l'homme vivant, à l'état sain et à l'état de maladie.

On ne peut comprendre et utiliser les doctrines que quand on les situe dans leur milieu philosophique. On méconnaîtra et dénaturera Barthez si on le sépare des encyclopédistes.

Il semble à première vue que toutes ces considérations montrent la nécessité de l'éducation philosophique uniquement pour les médecins professeurs ou tout au moins pour les médecins qui font de la science.

Il est certain que cela s'applique surtout aux médecins qui font de la science. Mais d'abord j'ai dit plus haut que tout médecin, même le plus exclusivement praticien, devait être un homme de science autant qu'un homme d'art médical. Puis il est facile de montrer que la nécessité de cette première formation philosophique s'impose de la même manière au

(1) Voir EUGENIO RIGNANO. Le rôle des théoriciens dans les sciences biologiques et sociologiques. *Scientia*, 1912 et *Essais de synthèse scientifique*, 1912.

médecin praticien comme au médecin savant (si on veut maintenir la distinction que je me suis refusé à admettre).

L'observation et l'expérimentation sont toujours et partout à la base de la vie médicale, sous toutes ses formes, et il est impossible, sans éducation philosophique antérieure, de bien régler ces moyens d'interrogation et de sainement interpréter les résultats de ces expériences. La méthode et l'esprit philosophiques sont indispensables au médecin qui veut observer. Or, que serait un médecin qui n'observerait pas, qui ne saurait pas observer.

Tout le monde sait que si des sens normaux et exercés sont nécessaires pour permettre d'entendre ou de voir un phénomène, ils sont absolument insuffisants pour permettre de comprendre et d'interpréter les symptômes perçus. Un musicien à l'oreille très exercée, mais non médecin, auscultera infiniment moins bien qu'un médecin à l'oreille moins fine et moins musicale ; le musicien n'entendra même pas certains bruits anormaux dans un thorax malade, comme d'ailleurs un médecin ne distinguera pas dans une symphonie d'orchestre une note particulière que le médecin percevra.

La discipline philosophique est indispensable pour l'éducation médicale des sens.

Tout le problème du diagnostic, si capital en médecine professionnelle, en clinique courante, exige un esprit fin, bien discipliné, armé par une bonne méthode philosophique. Il en est de même pour le pronostic et pour le traitement, c'est-à-dire pour toute la médecine.

Plus la médecine progresse, plus cette nécessité de l'éducation philosophique s'impose à tous.

Autrefois le diagnostic consistait surtout à constater l'état anatomique des organes malades, à entendre et à localiser un souffle du cœur ou un râle du poumon. Aujourd'hui c'est plus compliqué et tout autre : il faut surtout, pour poser un bon diagnostic clinique, se rendre compte de l'état de la fonction de l'organe (cœur, poumon, estomac, cerveau). Mais pour cela il ne suffit pas d'entendre ou de voir quelques signes de perception et d'interprétation faciles. Il faut grouper une série de signes, en apprécier la valeur absolue et respective, les hiérarchiser, les coordonner... Ce n'est que de leur rapprochement et de leur interprétation raisonnée qu'on peut déduire un diagnostic vrai, un pronostic rationnel et un traitement heureux.

Or, pour cela, il faut avoir l'esprit philosophique, la discipline et la méthode philosophiques, avoir reçu une forte éducation philosophique, en prenant le mot philosophie dans le sens défini plus haut et qu'Emile Faguet exprime si bien dans le passage suivant : « la philosophie consiste à chercher l'explication de l'ensemble des choses. Elle cherche donc quelles sont les premières *causes* de tout et aussi *comment* toutes les choses sont et enfin *pourquoi*, dans quel dessein, faites en vue de quoi les choses sont. C'est pourquoi, prenant *principe* dans tous les sens du mot, on l'a appelée la science des premiers principes ».

Cette science donne et développe, chez ceux qui la connaissent et la comprennent, une méthode, une discipline et un esprit philosophiques, qui sont indispensables pour l'éducation prémédicale, pour la formation du futur médecin.

II

La logique

La première objection — la plus superficielle, mais peut-être la plus répandue — à la thèse de la nécessité de l'enseignement de la logique pour la formation prémédicale est celle-ci : la logigue est certainement très utile aux médecins comme à tout le monde, peut-être même plus qu'à tout le monde ; mais pour raisonner logiquement il n'y a pas plus besoin d'apprendre la logique que M. Jourdain n'avait eu besoin d'apprendre la prose pour en faire. On naît avec l'esprit logique ou avec l'esprit faux ; ce n'est pas l'enseignement philosophique qui changera cette disposition naturelle de l'esprit. On ne forme pas plus un logicien qu'on ne forme un rôtisseur.

Dans ce raisonnement spécieux, il y a certainement une part de vérité. Il est très vrai que chacun de nous naît avec un esprit plus ou moins logique ou plus ou moins faux : il y a des gens qui raisonnent à contre sens, tout en étant fort intelligents, et d'autres qui nativement raisonnent juste, tout en étant fort peu instruits.

Mais s'il est exact de constater cette inégalité des esprits en présence des règles de la logique, il est inexact de dire que l'état d'un esprit à ce point de vue est définitif dès la naissance et que, sans appel, certains sont condamnés, de par leur hérédité accumulée, à un incurable illogisme, que rien ne pourra atténuer ou modifier.

L'éducation a au contraire une grande influence sur les habitudes logiques d'un individu et, dans les divers éléments de l'éducation, l'enseignement philosophique est certainement celui qui peut avoir et qui a la plus heureuse influence sur le redressement de l'esprit nativement illogique des uns et sur le perfectionnement de l'esprit nativement logique des autres.

Je crois que sur l'esprit du collégien, les sciences, trop vite enseignées sans éducation philosophique antérieure peuvent avoir une influence tout opposée à celle que nous cherchons : les sciences mathématiques porteront l'esprit à ne voir en tout que le *vrai* sans tenir souvent un compte suffisant du *réel* et les sciences d'observation (physicochimiques et naturelles) porteront l'esprit à n'admettre comme *vrai* que ce qui a d'abord été constaté comme *réellement* existant. Or, ce sont là deux états d'âme lamentables pour un médecin.

Si au contraire l'étude de ces mêmes sciences a été précédé d'un solide enseignement de la logique, l'étudiant saura la valeur et les limites de l'induction comme il saura la valeur et les limites de la déduction ; il verra sainement dans les diverses sciences tout ce qu'elles peuvent donner et tout ce qu'elles donnent vraiment sans leur demander de franchir leurs limites et d'envahir le domaine des voisins ; il évitera ainsi d'accuser faussement telle ou telle science de faire banqueroute, alors qu'au contraire elle tient, et au delà, tous les engagements qu'elle avait le droit de prendre et remplit toutes les promesses qu'il était en son pouvoir de faire.

Donc, l'enseignement de la logique est *utile* à tout le monde parce qu'il redresse ou perfectionne les dispositions natives de chacun à ce point de vue ; mais il est *nécessaire* à ceux, qui, voulant être médecins, auront, toute leur vie, besoin de raisonner plus constamment juste que tout le monde.

La plupart des hommes sont, sinon les seuls, du moins les principaux perdants quand ils commettent des fautes de logique dans leur vie ; les médecins ne sont pas seuls à payer les illogismes de leur conduite et de leurs décisions, ils les font payer à leurs malades, c'est-à-dire aux innocents qui, par leur logique personnelle, ne peuvent en rien corriger la faute et le danger de leur médecin.

Qu'est-ce donc, en somme, que la logique, telle qu'on l'enseigne dans une classe de philosophie (1)?

« La logique, dit Malapert, est la science qui se propose de déterminer les conditions et les procédés de la connaissance exacte, de la pensée correcte... La logique se demande à quelles lois ou règles (les opérations de l'intelligence) doivent se soumettre pour être légitimes. En ce sens, elle est un art, puisqu'elle nous met en possession de règles, de techniques, grâce auxquelles nous pourrons construire des raisonnements valables, arriver à la connaissance et à la démonstration de la vérité. C'est en ce sens qu'Aristote la classe au nombre des sciences de la production (τοῦ ποιεῖν) et que Bacon l'appelle *ars artium*. Plus précisément, elle est, selon l'expression de Wundt, une *science normative.* »

Stuart Mill donne, de la logique, une définition que Malapert trouve très bonne « à condition de la bien entendre » ; il la définit : « *la science de la preuve.* Une proposition quelconque peut, non seulement être vraie ou fausse (et c'est ce dont la logique, par elle-même, est impuissante à nous faire décider), mais encore être prouvée, démontrée ou non, trouver ou non sa justification, sa légitimation dans

(1) Paulin Malapert. *Leçons de philosophie*, t. II, 1908, p. 273.

d'autres propositions préalablement tenues pour vraies elles-mêmes, avoir été obtenue au moyen de procédés convenant ou ne convenant pas à la nature particulière de ce qu'elle énonce. L'objet propre de la logique serait donc de rechercher à quelles conditions doit satisfaire une proposition pour être prouvée, quels procédés doivent être employés pour son établissement. »

En d'autres termes, la logique est la *science des sciences*, l'art d'établir les sciences. Elle est donc absolument indispensable aux médecins qui, tous les jours, établissent, accroissent et appliquent la science.

« La logique, qui doit bien partir de la constatation et de l'analyse des diverses méthodes et de leurs principales articulations, doit aussi se placer à un point de vue *critique*, c'est-à-dire les apprécier, déterminer leur *valeur* et rechercher leur fondement. » C'est donc la science de la *critique scientifique*. Or, tout médecin doit être un rigoureux et compétent critique scientifique et médical ; sans quoi, il n'existerait pas comme médecin.

« La logique rend à la science d'incontestables services et contribue puissamment à ses progrès, puisqu'une science n'est vraiment constituée que du jour où elle est en possession de la méthode qui lui convient et que la rapidité comme la solidité de ses découvertes tiennent au degré de perfection de cette méthode ». — En médecine, cette méthode scientifique (dont la logique est la base et le fondement nécessaires) est indispensable, non seulement à ceux qui *font* la science médicale, mais encore à ceux qui l'appliquent tous les jours, c'est-à-dire à tous les médecins.

Il ne faut pa croir d'abord que la science médicale n'est faite que par les auteurs de grandes découvertes comme Laennec, Claude Bernard et Pasteur. Les faits bien observés dans une clinique bien outillée et avec un laboratoire bien dirigé font tous les jours avancer qnelque chapitre ou au moins quelque paragraphe de la science médicale.

Seulement pour que ces faits soient bien observés et surtout bien interprétés, pour que leur valeur soit comprise mais non exagérée et dénaturée, il faut que l'auteur soit armé d'une discipline logique et d'une méthode logique parfaites. Les communications aux académies et les notes à la Société de biologie encombreront inutilement et retarderont le progrès médical ou au contraire lui apporteront un puissant et utile appui suivant la valeur de l'éducation logique qu'aura reçue leur auteur.

Dans la clientèle même, l'esprit logique du médecin apparaîtra aussi tous les jours et lui donnera une force certaine. Pour le comprendre, il n'y a qu'à voir combien les clients observent mal et interprètent mal les phénomènes qu'ils observent et les sensations qu'ils éprouvent : *le post hoc, ergo propter hoc* est appliqué par eux à tort et à travers : ils noteraient volontiers et voudraient faire croire au médecin que les haricots leur font mal quand le baromètre baisse ou quand le vent vient du nord-ouest. Semblables à ceux qui, entendant deux horloges sonner la même heure à trois minutes d'intervalle, attribueraient la sonnerie de la seconde au mécanisme de la première, ou à ceux qui attribuent à une éclipse de lune tout ce qui s'est passé en eux à ce moment, ils induisent constamment le médecin en tentation d'illogisme.

Pour faire œuvre de vrai médecin, le praticien a besoin de se défendre, comme de la peste, de ces appréciations et de ces raisonnements de malade : il ne pourra le faire réellement et utilement que s'il est armé par une forte éducation en logique, s'il sait raisonner juste, même au milieu des éléments les plus perturbants de faux jugement.

En diagnostic, en pronostic, en étiologie, en thérapeutique, c'est-à-dire dans toute la médecine pratique, le médecin est obligé d'être préparé par une éducation philosophique très forte, spécialement au point de vue logique.

Enfin, le médecin doit donner à ses clients et au monde l'exemple d'une logique dans sa conduite et dans ses actes, qui est bien peu habituelle à la majorité des individus. Je ne parle pas du point de vue moral sur lequel je reviendrai dans un prochain paragraphe. Je parle au point de vue médical proprement dit, au point de vue des prescriptions thérapeutiques et surtout de l'hygiène. S'il met ses actes personnels et ceux de sa famille en contradiction formelle avec ses recommandations et ses ordres chez les autres, quelle autorité pourra-t-il avoir et conserver?

Ces exemples suffisent à montrer que la logique inconsciente du bourgeois comme M. Jourdain ne suffit pas au médecin.

Constamment, dans l'enseignement et dans la profession, dans la science et dans l'art, le médecin a besoin de faire de la *critique scientifique* ; il ne doit et ne peut appliquer les diverses données de la science médicale qu'en les contrôlant, les critiquant, et jugeant si et dans quelle mesure elles s'appliquent au cas particulier qu'il a sous les yeux, au malade qu'il doit traiter.

La logique étant la science de la critique scientifique, le médecin doit la posséder plus que tout autre. Donc l'enseignement de la logique doit faire partie de la formation prémédicale, de l'éducation des futurs médecins.

III

La psychologie

Si je peux donner à ce paragraphe moins de développement qu'aux précédents, ce n'est certes pas qu'il soit moins important que les autres: c'est au contraire parce que la nécessité de l'enseignement de la psychologie pour l'éducation du futur médecin est si grande qu'elle est évidente et n'a pour ainsi dire pas besoin d'être démontrée.

Les rapports réciproques sont si intimes entre la psychologie et la médecine que dans ces derniers temps, en dégageant la psychologie de la méthaphysique on a voulu l'absorber dans la physiologie elle-même ou dans la biologie (1).

Notamment un certain nombre de physiologistes, parmi lesquels il convient de citer Gall et les phrénologistes, surtout Cabanis, Broussais... pour rendre la psychologie plus expressément scientifique, ont voulu en faire un simple chapitre de la physiologie (Malapert). — Alfred Giard proclame que la biologie et la psychologie sont destinées à se fondre prochainement (Le Dantec) et, pour Haeckel, « la psychologie scientifique est une partie de la physiologie, la théorie des fonctions ou de l'activité vitale des organismes. »

Il est certain qu'à première vue et en se rappelant le sens très large de « science de l'homme vivant » qu'il faut donner aux mots « physiologie humaine », on peut dire que la psychologie en fait partie : c'est bien un chapitre de la science de l'homme vivant.

(1) Voir *Limites de la biologie*. Bibliothèque de philosophie contemporaine, 7e édition p. 49 ; et *Introduction* citée p. 5.

Mais il n'est pas moins certain que la psychologie reste une science à part avec une méthode et un objet particuliers. Il y a une science des zones neutres entre la psychologie et la physiologie (psychophysiologie, qui reste un chapitre de physiologie). Mais l'observation intérieure, l'étude des problèmes élevés (libre arbitre, destinée de l'âme, morale, esthétique, métaphysique) ne sont pas du domaine exclusif de la physiologie du système nerveux et restent dans le domaine des sciences psychologiques. La psychologie reste l'entière science du moi et de la personne humaine, la physiologie étant la science plus étroite du système nerveux de l'homme.

Seulement, de ces discussions on peut retenir les corrélations intimes qu'il y a entre la psychologie et la médecine.

Je n'ai naturellement pas à insister ici sur la nécessité des connaissances médicales pour faire de la haute et complète psychologie : on ne comprend pas un vrai psychologue qui ne posséderait pas la physiopathologie du système nerveux.

Mais aussi (et ceci appartient à ma thèse et je dois y insister) les éléments de la psychologie sont nécessaires à la formation prémédicale, sont nécessaires au futur médecin, quelle que soit sa spécialisation ultérieure, par cela seul qu'il veut être un vrai médecin.

Je ne dis pas, bien entendu, que, pour être médecin il faille être un psychologue; je crois au contraire que le rapport est inverse : pour devenir un vrai psychologue il faut être un peu médecin, mais je crois que, pour devenir médecin, il faut avoir reçu et connaître les éléments de la psychologie; j'entends par là : être familiarisé dès la fin des études secondaires avec les méthodes, les procédés d'observation et d'expérimentation, la discipline générale de la psychologie.

Pour aller du plus évident au moins connu, il est bien évident qu'on ne peut pas être un médecin aliéniste, on ne peut pas étudier et traiter les maladies mentales,sans connaître la psychologie.

Mais tous les médecins, même les non aliénistes (je dirais volontiers : *surtout* les non aliénistes) ont besoin de connaître la psychologie, parce qu'ils ont à étudier et à traiter les malades de l'esprit hors des asiles d'aliénés; quand il n'est pas nécessaire de les interner, ils les soignent pendant toute leur maladie et, si la question se pose de l'internement, ils ont mission de les examiner à fond, de poser un diagnostic complet, de prescrire le traitement et de décider l'opportunité de l'internement s'il y a lieu.

Quand, hors de l'asile, ces malades ou ceux qui peuvent être soupçonnés de l'être, commettent un crime ou un délit, ce sont les médecins qui ont la lourde charge d'examiner l'état d'intégrité ou de maladie et le degré de la maladie des inculpés, de déterminer ce que l'on appelle leur responsabilité c'est-à-dire déclarer au juge s'ils sont irresponsables, responsables ou si leur responsabilité est atténuée (et dans quelle mesure), s'il y a lieu de les interdire civilement, de les envoyer en prison, à l'asile ou à l'asile prison.

Comment s'acquitter consciencieusement de ces diverses missions si on n'a pas fait d'étude de psychologie? Quel danger public constituera pour la société un médecin dont l'éducation n'a pas compris la psychologie.

Et cette nécessité d'une préformation psychologique ne s'impose pas seulement pour l'étude et le traitement des maladies mentales; elle s'impose avec tout autant de force pour l'étude et le traitement des maladies psychiques, des psychonévroses (ce qu'on appelait autrefois l'hystérie comme la neurasthénie, la névropathie psychosplanchnique...) maladies très fréquentes, que *tous* les médecins rencontrent et doivent analyser tous les jours.

L'élément psychique se trouve non seulement dans les psychonévroses (dans lesquelles il joue le rôle prépondérant), mais dans toutes les névroses, dans toutes les maladies (organiques ou non) du système nerveux: car tous les appareils nerveux ont des centres psychiques, ont des rapports intimes avec les fonctions psychiques, même les appareils splanchniques, comme le tube digestif ou l'appareil circulatoire...

Les maladies ordinaires (infections, intoxications, toxi-infections) s'accompagnent souvent de délire ou de subdélire, présentent des phénomènes cérébraux, d'autant plus délicats à analyser qu'ils sont moins intenses et à allure plus dissimulée.

En un mot, dans la pathologie tout entière, chez *tous* les malades il faut tenir compte de ce que l'on appelait leur moral, c'est-à-dire de leur état psychique. Le médecin doit être instruit des méthodes et de la discipline psychologiques pour analyser ces phénomènes: ils sont de première importance pour le *diagnostic*, pour le pronostic, pour le traitement.

A ce dernier point de vue, on ne se rend toujours pas assez compte de l'étendue du mot *psychothérapie*. Certes il y a un traitement des psychoses et surtout des psychonévroses non mentales, dans lequel la psychothérapie absorbe toute l'attention et occupe toute la scène. Mais il faut voir plus loin que ces cas et proclamer que dans le traitement de toutes les maladies il y a un élément, plus ou moins important, de psychothérapie et par conséquent un élément pour la détermination et l'application duquel l'éducation psychologique est absolument indispensable au médecin.

Ceci pouvait se prévoir puisque la médecine est la science de l'homme vivant, sain ou malade, puisque par suite la base de la pathologie est la physiologie et que, pour la physiologie tout entière, les connaissances préalables de psychologie sont absolument indispensables.

Comment comprendre les localisations cérébrales, la physiologie des émotions et du langage, les centres psychiques supérieurs et inférieurs, l'influence réciproque du cerveau et de l'intestin, du cerveau et du cœur... sans une éducation psychologique sérieuse et préliminaire?

Voilà donc une troisième partie de l'enseignement philosophique (et la plus importante) qui doit figurer dans les programmes d'études exigées des futurs médecins.

IV

La morale

Je dois rappeler d'abord ce qu'il faut entendre par les mots « enseignement de la morale », montrer qu'il y a : 1° une morale élémentaire, native et inconsciente, qui suffit à la plupart des hommes dans la vie sociale courante ; 2° une morale raisonnée, scientifique ou philosophique, acquise, qui est nécessaire à la formation de l'élite et spécialement des futurs médecins.

Depuis Socrate, la morale est devenue, dit Emile

gaguet, comme l'objet même, le dernier et suprême objet de toute philosophie, « la raison de la philosophie et, comme a dit Nietzsche, la Circé des philosophes, c'est-à-dire celle qui les enchante, qui leur dicte à l'avance ou qui modifie d'avance leurs systèmes en les effrayant sur ce que leurs systèmes pourraient avoir d'irrévérencieux à son égard ou de dangereux par rapport à elle ».

Pour préciser le sens dans lequel nous prenons ici le mot « morale », nous pouvons dire, avec Malapert, que c'est cette partie de la philosophie, qui « se propose une appréciation des divers modes de conduite, une détermination de la conduite la meilleure, des règles selon lesquelles on *doit* juger et agir. »

Voilà ce qu'est la *morale philosophique* ou « tout simplement la *morale* ».

Comme la logique est la science des règles du raisonnement et de la science, la morale est la science des règles de la conduite et de l'art (considéré comme application de la science).

Je ne prétends certes pas que le seul point de départ, la seule origine de la morale dans l'âme humaine soit l'enseignement reçu soit à l'école primaire, soit au lycée. On ne peut pas ne pas admettre que la plus grande partie de la morale vient de l'éducation (familiale et religieuse) et, encore plus, des données innées, natives, que chacun de nous apporte en naissant et que les uns attribuent à une intervention divine et les autres à une accumulation ancestrale.

Il y a donc un premier degré de morale, comme un premier capital d'idées morales, constitué par l'idée de devoir, d'obligation et de respect des lois, que nous ne devons pas à l'éducation secondaire, que l'on a sans avoir suivi des cours de philosophie et qui suffit à beaucoup d'hommes, on peut même dire à la grande majorité des hommes.

Mais il y a ensuite une morale *raisonnée*, complétée, discutée et démontrée, qui est nécessaire à tous les esprits cultivés, qui fait partie de la haute culture et qui ne s'acquiert que dans la classe de philosophie, quand on a étudié et compris cette partie de la philosophie, que l'on appelle la morale. C'est la science des mœurs, la science de la conduite.

Pour reprendre la comparaison faite plus haut, cette morale philosophique, acquise et savante, est à la morale simple, native et inconsciente, ce que la grammaire et la littérature sont à la prose de M. Jourdain.

Il est évident que cette partie scientifique ou philosophique de la morale prend une importance de plus en plus grande dans la formation du citoyen, au fur et à mesure que l'importance de l'éducation religieuse diminue et doit par conséquent occuper un rang prépondérant dans l'éducation d'une société qui n'admet officiellement que l'éducation laïque.

Quel est en somme l'objet et quelle est la méthode de cette morale philosophique ou scientifique ?

Elle étudie surtout l'idée de devoir et d'obligation qui est évidemment la base de toute morale et c'est une tâche fort difficile que de donner une base naturelle, expérimentale, scientifique à cette idée de devoir et d'obligation.

Il ne s'agit pas de faire comprendre qu'il ne faut pas tuer son prochain ou lui voler son bien, parce qu'il y a des gendarmes qui mettent en prison et des juges qui condamnent les assassins et les voleurs. C'est la légalité, ce n'est pas la moralité.

Le moraliste doit enseigner et faire comprendre que, même s'il était sûr de ne jamais être découvert et puni, un homme ne doit pas voler ou tuer un autre homme (en dehors de la légitime défense...)

Ce n'est pas une tâche facile qu'a là le moraliste.

Il faut qu'il mette l'homme en garde contre les suggestions, souvent antisociales, de son intérêt personnel immédiat ; il faut lui démontrer que son intérêt vrai (à réalisation lointaine, peut-être, mais certaine) se confond avec l'intérêt plus élevé de la Société et de l'espèce ; que c'est là le vrai grand mobile de nos actes, la règle supérieure de notre conduite.

L'homme est un animal sociable ; c'est une loi de sa biologie qu'il vit en société ; la loi de sa conduite individuelle doit donc être résumée et dominée par l'idée de la Société humaine ; cette société humaine se présentant à trois degrés, sous trois formes également respectables : la famille, la patrie et l'humanité. Ces lois sont obligatoires ; d'où les devoirs vis-à-vis de ses parents, les devoirs vis-à-vis de son pays et les devoirs vis-à-vis des autres hommes en général.

Cela paraît très simple à exposer ainsi synthétiquement, sans démonstration, à des lecteurs déjà instruits et convaincus de la vérité de ces principes. Il est beaucoup plus difficile de l'enseigner scientifiquement. Mais enfin c'est là vraiment le but du cours de morale philosophique et on voit comment ce programme est rempli en jetant les yeux sur une table des matières d'un livre classique, comme celui de Malapert : I. morale théorique : 1. les faits moraux, la conscience morale et la volonté morale ; 2. le plaisir et l'intérêt ; morales hedonistes et utilitaires. 3. le sentiment ; les morales sentimentales ; 4. le devoir, la morale de Kant ; 5. les fins de la volonté morale, le problème du bien ; 6. la responsabilité, le mérite et le démérite, les sanctions. — II. Morale appliquée : 1. Morale individuelle ; 2. morale domestique ; 3. morale sociale ; le droit, la justice, la charité, la solidarité ; 4. morale sociale (suite) : les droits ; 5. morale civique. L'état, le gouvernement, la nation. Note sur la morale internationale.

Cette énumération suffit à bien montrer la différence qu'il y a entre la morale naturelle et native, que possèdent tous les hommes, et la morale philosophique ou scientifique et acquise, qui est l'objet de l'enseignement dans la classe de philosophie des lycées.

Comme je l'ai déjà indiqué plus haut, si la morale naturelle et native suffit à la plupart des hommes, la morale philosophique ou scientifique est absolument nécessaire à la formation de l'élite sociale et spécialement des futurs médecins.

Il est facile de comprendre pourquoi.

Les élites ont une action dirigeante sur les autres classes de la société ; elles doivent l'exemple, elles ont la responsabilité de la conduite des dirigés. Leur conduite doit être comme une prédication pour les autres et ils doivent, de plus, pouvoir justifier et appliquer, à tous, les règles et les lois de la morale. Il leur faut donc les connaître, non pas seulement obscurément et pratiquement, mais scientifiquement et philosophiquement, afin de pouvoir répondre aux objections et de pouvoir étayer leurs préceptes sur une argumentation sérieuse.

En d'autres termes, les élites doivent affirmer leur supériorité, non en revendiquant des *droits* plus étendus que les autres mais en se reconnaissant et en remplissant des *devoirs* plus nombreux et plus rigoureux que ceux des autres hommes. L'élite se distingue par ses facultés plus grandes, ses dons natifs plus grands ; elle doit donc bien mieux connaître et appliquer les lois de la conduite générale des hommes.

Tout cela est bien plus vrai encore quand on parle des médecins. Les médecins ont d'abord tous les devoirs des élites ; mais ils en ont ensuite de spéciaux.

D'abord, à cause de leur place dans les familles et dans la société, leur influence, leur action dirigeante, leur responsabilité sociale et leurs devoirs sont bien plus grands que ceux des autres élites.

Bien des fois ils imposent certaines règles de morale comme une prescription thérapeutique, avec l'autorité du savant qui traite une maladie. La confiance qu'on a en eux leur donne, dans un très grand nombre de circonstances délicates, une autorité redoutable et par suite une responsabilité qui doit s'appuyer sur une connaissance approfondie et raisonnée de la morale philosophique.

La liberté, la vie des individus dépendent souvent de la solution que le médecin donnera à certain problème moral : par exemple quand on hésite entre la conservation de la vie de l'enfant et la conservation de la vie de la mère dans certaines graves occurrences obstétricales ; quand on hésite à soulager des douleurs atroces par des médicaments qui peuvent abréger la vie du malade ; quand on est sollicité à faire une opération d'esthétique ou peu nécessaire, qui comporte un danger ; quand il faut peser le péril de l'intervention chirurgicale et le péril de la non-intervention ; quand on est consulté sur l'opportunité ou la possibilité d'un mariage dans certaines conditions d'infériorité physique ou psychique d'un conjoint ; quand le médecin légiste tient dans ses mains le couperet de la guillotine ou l'acquittement...

Tous ces problèmes moraux sont d'autant plus graves et souvent difficiles à résoudre que le public, consciemment ou inconsciemment, pèse lourdement ou essaie tout au moins de peser lourdement sur les décisions médicales et de les entraîner dans le sens de ses intérêts privés ou de ses passions. Il n'y a pas de profession dans laquelle la tentation de mal faire soit plus fréquente et plus séduisante.

Dans tous ces cas, il faut que le médecin, non seulement se conduise suivant les règles de la morale la plus rigoureuse ; mais il faut encore qu'il explique aux autres et leur fasse accepter les solutions qu'il donne à ces problèmes moraux. Il faut donc qu'il connaisse ces lois scientifiquement, philosophiquement.

Aux charmes de la forme sous laquelle se présente la tentation de mal faire s'ajoute, pour le médecin, la conscience de la facilité grande qu'il a souvent de dissimuler ses actes immoraux et par suite d'en assurer l'impunité légale.

Aucune autre profession ne peut, à ce point de vue, être comparée à la profession médicale.

Non seulement les fautes professionnelles du médecin sont le plus souvent cachées; mais même ses fautes contre la morale et contre la loi peuvent l'être beaucoup plus facilement que dans d'autres professions: un avortement provoqué, un internement arbitraire ne sont pas les seuls crimes que peut commettre un médecin ; il peut empoisonner, abuser de la chloroformisation ou de l'hypnotisme; l'influence considérable qu'il prend si facilement sur certaines natures, spécialement sur les tempéraments nerveux et qui peut être d'un si grand et si utile secours thérapeutique peut être aussi utilisée au contraire dans un but criminel....

Sans qu'il soit besoin d'insister, il est évident que le médecin a plus besoin que n'importe quel autre citoyen, non pas seulement d'un sens moral très affiné et très solide,mais encore d'une éducation morale tout à fait hors de pair.

Il en est de même pour ses rapports confraternels, pour les devoirs entre médecins, pour la morale deontologique.

Le mot morale professionnelle est souvent pris

dans un sens détestable pour indiquer les accommodements de conscience dont certaines professions donnent l'habitude. C'est ainsi qu'on parle avec dédain de la morale professionnelle des financiers véreux, voire même des bandits. Ces morales professionnelles sont des morales rétrécies et déformées.

La morale deontologique des médecins est au contraire une morale plus sévère, plus rigide, plus difficile que celle des non médecins. Ce ne sont pas des illégalités ou des immoralités que la deontologie interdit. Certains des actes défendus par la deontologie ne sont défendus ni par la loi ni par la morale commune : telle, par exemple, la défense à un consultant, de devenir le médecin traitant d'un malade chez qui il a été appelé en consultation ou la défense à un médecin de se substituer à un autre dans une famille en dehors de certaines règles bien établies...

Ce sont là des conditions nécessaires au maintien de l'esprit médical et de la dignité médicale. Les nécessités, parfois urgentes, de la lutte pour la vie les feront rapidement oublier et mépriser par un médecin qui n'aura pas reçu une forte éducation philosophique morale.

En définitive, tandis que, dans beaucoup de professions, on peut se contenter de respecter et d'observer les lois c'est-à-dire de bien remplir ses devoirs de justice, le médecin est obligé, pour rester digne de sa mission et de son diplôme, de remplir aussi ce que l'on appelait autrefois les devoirs de charité, ceux qui ne sont pas corrélatifs de droits. Il ne doit pas se contenter de ne pas faire à autrui ce qu'il ne voudrait pas qu'on lui fît ; mais il doit aussi, et tout aussi strictement, faire à son prochain ce qu'il voudrait que le prochain lui fît, si ledit prochain était armé comme le médecin pour dispenser autour de lui le bien et le mal. Le médecin doit être un homme d'abnégation, de sacrifice et d'amour vis-à-vis de tous ses semblables ; il doit oublier toutes les divisions de parti politique ou de religion pour porter secours à tous ; il doit très souvent sacrifier ses intérêts matériels à ceux de clients, souvent oublieux ou ingrats...

Une très forte éducation morale, philosophique et scientifique, n'est-elle pas absolument nécessaire pour mettre le futur médecin en état de dignement remplir une si difficile mission?

V

Conclusions du chapitre : l'éducation philosophique est indispensable au médecin comme : clinicien, thérapeute, conseiller, homme et confrère.

Laignel Lavastine a merveilleusement exprimé cette idée dans quelques phrases qui peuvent servir de conclusions à ce chapitre :

« L'humanisme est indispensable au médecin : comme clinicien, thérapeute, conseiller, homme et confrère.

» *Clinicien*, il a chaque jour besoin de l'esprit de finesse pour, dans le cas concret, choisir entre deux hypothèses, que sa science lui suggère, sans que l'esprit géométrique puisse donner de l'une ou de l'autre une démonstration rigoureuse.

» *Thérapeute*, connaissant les conditions psychologiques de la confiance et pénétré du sens profond de la fable de Pandore, il sera directeur de conscience et saura, avec le tact qui est la politesse du cœur, guérir parfois, soulager souvent, consoler toujours, selon le mot de Dumas fils, en trouvant les mots qui vont à l'âme, font fleurir un sourire sur les lèvres les plus amères et laissent entendre encore des élans d'espérance dans le râle même des mourants. Ainsi, sans l'avoir cherché, il aura le succès de clientèle, plus fait de doigté et de psychologie que d'érudition et de recherches scientifiques.

» *Conseiller* des plus humbles comme des plus fiers, des individus comme des sociétés, il puisera son autorité morale, plus dans l'élévation de son esprit et sa connaissance des hommes dues eux études classiques que dans le simple apprentissage du métier médical. Dans les campagnes, au lieu du prêtre dont le crédit baisse, il guide souvent le choix des lectures. Que deviendrait ce phare intellectuel sans les humanités ?

» *Homme* enfin, grâce aux lettres, il ne s'étonnera pas de l'égoïsme des malades et parfois de leur manque de reconnaissance. Les pauvres sont d'abord, dit Hippocrate, soumis et doux, ensuite méchants et ingrats. Les riches, tandis qu'ils sont malades, s'épuisent en promesses, pour s'assurer des soins du médecin. Ils s'excusent ensuite de ce que les fermiers ne les paient pas. Sa culture permettra au médecin de tirer un plaisir licite et élevé du spectacle de la vie, de trouver aux heures sombres un refuge dans les livres et de faire participer ses clients à cette hygiène mentale, science du bonheur, partie de la morale, qu'ont enseignée les anciens et qui met à l'âme une cuirasse contre les heurts douloureux.

» J'ajouterai la nécessité d'une culture univoque pour la bonne *confraternité*. Les médecins ont déjà trop de tendance à se jalouser entre eux. Une différence de niveau mental aviverait encore le coupant des brisures. »

CHAPITRE IV

Conclusions générales

1. Il n'est pas question, dans ce petit livre, de critiquer ou de discuter l'organisation actuelle du baccalauréat de l'enseignement secondaire (décret du 31 mai 1902) qui admet quatre séries (A. latin-grec; B. latin-langues vivantes; C. latin-sciences; D. sciences-langues vivantes) pour la première partie et deux séries (A. philosophie; B. mathématiques) pour la seconde partie.

J'ai uniquement discuté et critiqué le Décret du 22 juillet 1902, d'après lequel le baccalauréat de l'enseignement secondaire donne accès aux études pour le doctorat en médecine, *quelle que soit la mention inscrite sur le diplôme.*

Les pages qui précèdent ont pour but de démontrer qu'il faut réformer ce Décret et exiger dorénavant pour les études médicales (avec le PCN) un diplôme littéraire du baccalauréat c'est-à-dire un diplôme correspondant à l'une des séries A, B ou C de la première partie et à la série A de la seconde partie.

2. Je comprends en effet sous le nom d'*humanités* toute la haute culture littéraire française et grecolatine et la culture philosophique, c'est-à-dire tout le bloc d'éducation que j'appelle *éducation inutilitaire* par opposition au bloc scientifique que j'appelle *éducation utilitaire* (c'est-à-dire composée de notions immédiatement et directement *utilisables*).

Cette forte culture classique (éducation inutilitaire) est indispensable pour la formation de toute l'élite intellectuelle du pays, dont les médecins font nécessairement partie.

3. Les médecins ne se divisent pas en effet en praticiens et en savants. Tous doivent connaître la *science* médicale et appliquer l'*art* médical, qui est basé sur la science.

La Société a un intérêt de premier ordre à n'avoir que des médecins complets, au vrai sens du mot. Un mauvais médecin ou un médecin incomplet peut faire le plus grand mal, est un vrai péril social.

Avec les dispositions, actuellement en vigueur, du Décret du 22 juillet 1902, on peut devenir médecin *sans grec*, *sans latin* et *sans philosophie* (avec la série D de la première partie et la série B de la seconde partie). Je crois cela déplorable. C'est du moins ce que j'ai essayé de démontrer.

Avec ces mêmes dispositions actuelles on facilite l'accès des études médicales, on multiplie les médecins ; ce qui est inutile et fâcheux à tous les points de vue.

En exigeant à l'avenir le baccalauréat classique (comme avant le 22 juillet 1902) on aura peut-être moins de médecins (ce qui n'a aucun inconvénient, puisque tout le monde se plaint de la pléthore et de la surproduction médicales), mais on les aura meilleurs (ce qui est l'essentiel).

4. Donc, il faut commencer une campagne pour obtenir l'abrogation du Décret du 22 juillet 1902, revenir au Décret du 24 juillet 1899, en l'adaptant à l'organisation actuelle du baccalauréat (décret du 31 mai 1902) et dire que « les aspirants au doctorat en médecine doivent produire, pour prendre la première inscription, le diplôme de bachelier de l'enseignement secondaire portant : pour la première partie, la mention A (latin grec), la mention B (latin-langues vivantes) ou la mention C (latin sciences) et, pour la seconde partie, la mention philosophie (1) ».

(1) Depuis l'impression de cette brochure, le Conseil supérieur de l'Instruction publique a préparé (9 juillet 1912) un projet nouveau du décret rétablissant et étendant les équivalences annulées par le Conseil d'Etat (voir page 7). Les conclusions ci-dessus doivent en conséquence être renforcées, l'accès des Facultés de médecine étant désormais possible, par l'intermédiaire des Facultés des sciences, aux non-bacheliers, pourvus du brevet supérieur de l'enseignement primaire, ou même du diplôme de fin d'études de l'enseignement secondaire des jeunes filles !

TABLE DES MATIÈRES

PARIS. — Imp. Vve GAMBART & Cie, 52, Avenue du Maine.

Ligue " Pour la Culture Française "

SIÈGE : 4, rue Chauveau-Lagarde, Paris (TÉLÉPHONE 143-57)

De toutes parts, on constate l'affaiblissement de la culture générale et l'oubli de nos qualités de clarté et de logique ; on parle d'une CRISE DU FRANÇAIS. *Ce malaise coïncide avec l'abandon des études classiques, le discrédit du latin et du grec, l'abus de la spécialisation qu'une suite de réformes a introduits tant dans l'enseignement supérieur que dans l'enseignement secondaire. La réforme de 1902, entre toutes, accomplie dans un dessein utilitaire, a brisé l'unité et l'intégrité de notre système d'études.*

L'expérience a condamné ces tendances nouvelles. Ce ne sont pas des lettrés, des dilettantes, qui ont prouvé l'insuffisance de l'enseignement moderne, ce sont des savants, des médecins, des ingénieurs, des industriels.

La LIGUE « POUR LA CULTURE FRANÇAISE » *se propose de grouper tous ceux qui croient à la supériorité de l'éducation classique.*

Défense des humanités, c'est-à-dire non seulement des études latines et grecques, mais d'une culture générale et désintéressée de l'esprit : tel est le sens précis de son action.

Par des brochures, conférences, enquêtes, la Ligue veut éclairer l'opinion et la convaincre qu'il est nécessaire de revivifier la tradition classique, c'est-à-dire la grande tradition intellectuelle de la France.

COMITÉ D'HONNEUR

MM. EMILE OLLIVIER, ALFRED MÉZIÈRES, COMTE D'HAUSSONVILLE, JULES CLARETIE, PIERRE LOTI, THUREAU-DANGIN, PAUL BOURGET, JULES LEMAITRE, COMTE DE MUN, GABRIEL HANOTAUX, HENRI LAVEDAN, PAUL DESCHANEL, PAUL HERVIEU, EMILE FAGUET, MARQUIS DE VOGUÉ, EDMOND ROSTAND, FRÉDÉRIC MASSON, RENÉ BAZIN, ETIENNE LAMY, MAURICE BARRÈS, MAURICE DONNAY MARQUIS DE SÉGUR, FRANCIS CHARMES, HENRI POINCARÉ, EUGÈNE BRIEUX, JEAN AICARD, RENÉ DOUMIC, MARCEL PRÉVOST, GÉNÉRAL

Langlois, Henri de Régnier Henry Roujon, Denys Cochin, de l'Académie Française.

MM. Perrot, Senart, Maspero, Schlumberger, Héron de Villefosse, Longnon, de Lasteyrie, Barth, Babelon, Omont, président, Léger, Valois, Chatelain, Haussoullier, Scheil, Prou, Saglio, Thédenat, Jorret, Cordier, de l'Académie des Inscriptions et Belles Lettres.

MM. Jordan, Henri Poincaré, Emile-Picard, Humbert, Léauté, Lecornu, Wolf, Grandidier, Bassot, Viole, Amagat, Gautier, président, Lemoine, Haller, Le Chatelier, Douvillé, Termier, Prillieux, Zeiller, Chauveau, Muntz, Perrier, Bouvier, Henneguy, Bouchard, Guyon, d'Arsonval, Haton de la Goupillière, Carnot, Alfred Picard, Carpentier, de l'Académie des Sciences.

MM. Alfred Fouillée, J. Lachelier, H. Joly, d'Haussonville, A. Leroy Beaulieu, Charles Benoist, de Franqueville, Bétolaud, Renoult, Morizot-Thibault, Paul Leroy-Beaulieu, René Stourm, E. d'Eichtal, P. Beauregard, Colson, Rocquain, Cheuquet, président, Fagniez, H. Welschinger, P. de la Gorce, Imbart de la Tour, Xavier Charmes, Louis Passy, Lefébure, Villey, Voisin, de l'Académie des Sciences morales et politiques.

MM. Jean-Paul Laurens, Detaille, Cormon, président, Dagnan-Bouveret, Lhermitte, Collin, Denys-Puech, Injalbert, Saint-Marceaux, Verlet, Pascal, Nénot, Bernier, Moyaux, Girault, Saint-Saens, Massenet, Paladilhe, Th. Dubois, G. Fauré, Lafenestre, Guiffrey, Aynard, Richer, E. de Rothschild, J. Comte, de Selves, de l'Académie des Beaux-Arts.

COMITÉ DE DIRECTION

Président : M. Jean Richepin, de l'Académie Française.

Vice-présidents : MM. Paul Adam, André Beaunier, Alfred Capus, François de Curel, Francis de Croisset, André Hallays.

Secrétaires : MM. Henri Massis et Alfred de Tarde.

Membres : MM. Paul Acker, Albert-Petit, Louis Bertrand, Abel Bonnard, Henry Bordeaux, Jacques Boulenger, Marcel Boulenger, René Boylesve, Charles-Brun, G. de Caillavet, André Chaumeix, Mme Chenu, Francis Chevassu, Georges Deherme, Arthème Fayard, René-Marc Ferry, Robert de Flers, André Gide, Fernand Gregh, Grosclaude, Mme Henri-Robert, Abel Hermant, André Lichtenberger, Pierre Louys, Louis Madelin, Paul Mariéton, André Maurel, Pierre Mille, Eugène Montfort, Charles Morice, Gabriel Mourey, Charles Péguy, M. Ployer, André Rivoire, A. Serieyx, Albert-Emile Sorel.

“ Pour la Culture Française ”

BULLETIN D'ADHÉSION

Je soussigné, déclare souscrire à la Société **“ Pour la Culture Française ”,** pour la somme

de (1) ....

Nom et prénoms ....

Profession ....

Adresse ....

EXTRAIT DES STATUTS : (1)

Sont *membres fondateurs* les personnes qui versent une cotisation d'au moins 5.000 *francs*.
Sont *membres donateur* les personnes qui versent une cotisation d'au moins 1.000 *francs*.
Sont *membres adhérents perpétuels* les personnes qui versent une somme de 100 *francs*.
Tout souscripteur de 25 *francs* au minimum a droit, sur sa demande, au service gratuit de la revue hebdomadaire l'*Opinion*.

Adresser toutes les adhésions et cotisations (bons-poste, mandats ou timbres) aux **Secrétaires**
1, rue Chauveau-Lagarde. PARIS (VIIIe)

www.ingramcontent.com/pod-product-compliance
Lightning Source LLC
LaVergne TN
LVHW020035170826
845678LV00001B/268

* 9 7 8 2 3 2 9 7 3 2 6 4 0 *